MANUAL DE FISIOTERAPIA RESPIRATÓRIA COM ÊNFASE EM UTI E COVID-19

RODRIGO GUEDES BOER
TATIANA MASCARENHAS NASSER ARAGONE

MANUAL DE FISIOTERAPIA RESPIRATÓRIA COM ÊNFASE EM UTI E COVID-19

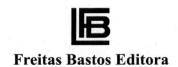

*Copyright © 2023 by Rodrigo Guedes Boer e
Tatiana Mascarenhas Nasser Aragone.*

Todos os direitos reservados e protegidos pela Lei 9.610, de 19.2.1998.
É proibida a reprodução total ou parcial, por quaisquer meios, bem como a produção de apostilas, sem autorização prévia, por escrito, da Editora.
Direitos exclusivos da edição e distribuição em língua portuguesa:
Maria Augusta Delgado Livraria, Distribuidora e Editora

Editor: Isaac D. Abulafia
Diagramação e Capa: Madalena Araújo

**Dados Internacionais de Catalogação na Publicação (CIP)
de acordo com ISBD**

A659m	Aragone, Tatiana Mascarenhas Nasser; Boer, Rodrigo Guedes.
	Manual de Fisioterapia Respiratória com ênfase em UTI e COVID-19: preparo, dedicação e sucesso no ambiente hospitalar (UTI) - Estágio. / Rodrigo Guedes Boer, Tatiana Mascarenhas Nasser Aragone. - Rio de Janeiro, RJ: Freitas Bastos, 2023.
	180 p. : 15,5cm x 23cm.
	ISBN: 978-65-5675-237-2
	1. Medicina. 2. Fisioterapia Respiratória. I. Boer, Rodrigo Guedes. II. Título.
2022-3664	CDD 610 CDU 61

Elaborado por Vagner Rodolfo da Silva - CRB-8/9410

Índice para catálogo sistemático:
1. Medicina 610
2. Medicina 61

Freitas Bastos Editora
atendimento@freitasbastos.com
www.freitasbastos.com

SUMÁRIO

7	FISIOTERAPIA RESPIRATÓRIA
17	A FISIOTERAPIA RESPIRATÓRIA NA UTI
27	PACIENTE GRAVE EM UTI
33	UTI, COVID-19 E A FISIOTERAPIA
39	A IMPORTÂNCIA DA FISIOTERAPIA NA COVID-19
41	UNIDADE DE TERAPIA INTENSIVA
43	TRAQUEOSTOMIA NO AMBIENTE HOSPITALAR
65	CRITÉRIOS DE ADMISSÃO E ALTA DE PACIENTES EM UTI
73	PAPEL DO FISIOTERAPEUTA NO AMBIENTE HOSPITALAR – ENFERMARIA

81	FISIOTERAPIA E O IMOBILISMO NO AMBIENTE HOSPITALAR
89	AVALIAÇÃO E TRATAMENTO FISIOTERAPÊUTICO PRÉ-OPERATÓRIO E PÓS-OPERATÓRIO
97	RECURSOS TERAPÊUTICOS UTILIZADOS NA FASE PRÉ-OPERATÓRIA E PÓS-OPERATÓRIA
105	HUMANIZAÇÃO AO AMBIENTE HOSPITALAR
111	REABILITAÇÃO PULMONAR
125	VISÃO GERAL DE VENTILAÇÃO MECÂNICA
153	DIÁRIO DE ATENDIMENTO DOS ALUNOS DO 10º SEMESTRE EM FISIOTERAPIA HOSPITALAR
161	PROJETO PEDAGÓGICO DO CURSO DE FISIOTERAPIA

FISIOTERAPIA RESPIRATÓRIA

A Fisioterapia é uma ciência tão antiga quanto o homem. Teve seu surgimento com as primeiras tentativas dos ancestrais de diminuir uma dor esfregando o local dolorido e evoluiu ao longo do tempo com a sofisticação, principalmente, das técnicas de exercícios terapêuticos. (CREFFITO 3, 2021)

Hoje, devidamente regulamentada, a Fisioterapia é uma Ciência da Saúde que estuda, previne e trata os distúrbios cinéticos funcionais intercorrentes em órgãos e sistemas do corpo humano, gerados por alterações genéticas, por traumas e por doenças adquiridas, além de ser uma prática clínica totalmente alicerçada em evidências e pesquisas. O profissional Fisioterapeuta durante a sua formação acadêmica, adquire habilidades e competências que o possibilita atuar em todos os níveis de atenção à saúde, juntamente com equipes multidisciplinares, contribuindo para a manutenção da saúde, bem estar e qualidade de vida.

A Fisioterapia Respiratória é uma especialidade dentro da sua área de formação acadêmica; e cabe ao fisioterapeuta respiratório, avaliar, estabelecer o diagnóstico fisioterapêutico, definir as intervenções e realizar as reavaliações necessárias.

O fisioterapeuta especialista em cardiorrespiratória é reconhecido como um profissional que, para além de uma base comum e abrangente de conhecimentos, aptidões e atitudes que o habilitam para a prática geral da Fisioterapia (licenciatura em Fisioterapia numa instituição reconhecida do ensino superior), possui um conjunto de competências especializadas ao nível do seu percurso clínico, educacional/acadêmico, de investigação e de liderança/gestão na área cardiorrespiratória; sua atuação está atrelada ao atendimento individual, e também as equipes multidisciplinares; de acordo com os códigos de conduta profissionais e éticos, dentro dos seus limites de atuação e respeito pelos outros. Exerce a sua profissão de forma socialmente responsável, tendo em conta fatores de sustentabilidade e ética profissional.

A especialização em Fisioterapia cardiorrespiratória é um dos domínios da Fisioterapia que se dedica a contribuir para a melhoria da saúde, qualidade de vida e bem-estar das pessoas com condições respiratórias e/ou cardíacas agudas ou crônicas, através da melhoria da sua capacidade para responder às exigências do seu dia a dia (funcionalidade) e da capacidade dos seus sistemas respiratório e cardiovascular. Envolve intervenções baseadas no exercício físico terapêutico, na educação e no aconselhamento para a promoção da saúde e a prevenção da doença. Esta estratégia conjunta (exercício físico e educação) é efetiva e fundamental para responder a uma variedade de condições de saúde, nomeadamente as cardíacas e respiratórias. Pode aplicar-se a um indivíduo, grupo e/ou às suas pessoas significativas, dentro das condições clínicas cardiovasculares e respiratórias, visto que são dois sistemas interdependentes.

A ligação interdependente destes 2 sistemas, se dá, pelo princípio de que é o sangue que transporta o oxigênio que é captado através de um processo pulmonar chamado de hematose {troca gasosa: gás carbônico (CO_2) $\rightarrow$ Oxigênio (O_2)}, e esse oxigênio é levado para todas as partes do corpo humano onde é necessário; e o sistema circulatório é responsável por impulsionar este oxigênio contido no sangue através de um órgão impulsionador – coração – e por vasos sanguíneos que transportam o sangue para todo o corpo; e isso só é possível graças a um trabalho em conjunto e simultâneo de dois dos principais órgãos do corpo humano; coração e pulmões.

Diante desta associação conjunta, podemos dividir a circulação sanguínea em 2 grupos; circulação pulmonar e circulação sistêmica (MELLADO, 2018).

A circulação pulmonar tem início quando o sangue sai do ventrículo direito pela artéria pulmonar em direção aos pulmões. Nos alvéolos, ocorre um fenômeno importante as trocas gasosas (hematose), que se caracterizam pela passagem do gás carbônico do sangue para o interior dos alvéolos e do oxigênio presente nos alvéolos para o interior do capilar (MEL-LADO, 2018).

A circulação sistêmica ou grande circulação é um processo em que o sangue é levado do coração até os tecidos e, após isso, é levado novamente para o coração. Na grande circulação, o sangue do ventrículo esquerdo vai para todo o organismo, por intermédio da artéria aorta, e retorna até o átrio direito do coração, pelas veias cavas (MELLADO, 2018).

Precisamos entender que, se uma doença se instala no coração ou no pulmão; não compromete somente a função do próprio coração ou do pulmão. Qualquer desajuste nestes dois órgãos pode acarretar uma patologia associada à deficiência de um destes órgãos; ou até mesmo comprometer um terceiro órgão que são os rins. Um exemplo clássico é que os pulmões e os rins são órgãos que dependem de uma capacidade ejetiva plena do coração. Quando isto não acontece, os pulmões podem receber fluxo insuficiente ou acumular quantidade excessiva de sangue. No caso dos rins, a falta de um fluxo adequado compromete a filtração do sangue e a produção de urina, exigindo que a pessoa seja submetida a sessões de diálise.

Embora os pulmões e os rins sejam órgãos duplos, pois temos dois pulmões e dois rins, um quadro de insuficiência cardíaca pode comprometer consideravelmente as duas unidades de cada órgão, provocando deficiência na oxigenação e no controle dos fluidos corpóreos.

Mais preocupante ainda é quando as condições negativas se somam, ou seja, a pessoa desenvolve insuficiência cardíaca com acometimento simultâneo das funções pulmonar e renal. Imaginem o quão grave é uma pessoa com insuficiência cardíaca, apresentando "água" no pulmão e necessidade de sessões de diálise; é neste momento que a equipe multidisciplinar entra para tratar deste paciente, e uma profissional de extrema importância neste tratamento é o Fisioterapeuta.

ATUAÇÃO

Considerando os termos da Resolução COFFITO nº 424, de 8 de julho de 2013, a fisioterapeuta cardiovascular, se caracteriza pelo exercício profissional em todos os níveis de atenção à saúde, nos diversos grupos populacionais e atenção aos que necessitam do enfoque de promoção, prevenção, proteção, educação, intervenção terapêutica e recuperação funcional de indivíduos com doenças 25 cardíacas e vasculares periféricas e síndrome metabólica, nos seguintes ambientes, independentemente da sua natureza administrativa:

- Hospitalar;
- Ambulatorial (clínicas, consultórios, unidades básicas de saúde);
- Domiciliar.

Segundo a Apfisio, 2021, a fisioterapia cardiorrespiratória tem como objetivos:

- Apoiar o desmame da ventilação mecânica e a ventilação não-invasiva;
- Reduzir os sintomas (dispneia, fadiga, tosse, expetoração);
- Manter ou melhorar a tolerância ao exercício;
- Melhorar a funcionalidade (através do treino das atividades diárias);
- Melhorar a eficiência da ventilação e reduzir o trabalho respiratório;
- Mobilizar e ajudar a remover secreções;
- Aumentar a autoeficácia na gestão da doença;
- Reduzir a dor torácica.

O Perfil de Competências do Fisioterapeuta da Associação Portuguesa de Fisioterapeutas, 2020; instituiu-se uma tabela a qual apresentamos abaixo.

FISIOTERAPIA RESPIRATÓRIA

Competências Chave	Competências específicas
Exame e Avaliação	• Identificar as condições que beneficiam da intervenção da Fisioterapia cardiorrespiratória e as condições para as quais não é indicada, oportuna ou suficiente, e ser capaz de referenciar para outro fisioterapeuta, profissional de saúde ou serviço; • Abordar a condição clínica nas várias dimensões da classificação internacional da funcionalidade; • Recolher de modo efetivo e completo informações relevantes para obtenção da história clínica da pessoa com condições cardiovasculares e respiratórias e/ou pessoa significativa; • Utilizar os instrumentos/testes adequados à condição cardiovascular e/ou respiratória a serem avaliados e adaptados à pessoa ou grupo; • Identificar as incapacidades das estruturas e funções do corpo, limitações da atividade e restrições na participação, bem como as barreiras e facilitadores pessoais e ambientais da pessoa; • Analisar os problemas relacionados com a disfunção cardiovascular e respiratória, assim como a sua influência nas estruturas e funções do corpo, atividades e participação da pessoa/grupo; • Garantir a segurança da pessoa/grupo durante os procedimentos de avaliação; • Discutir os resultados obtidos com a pessoa e/ou pessoa significativa e/ou outros profissionais, como pneumologista, cardiologista, entre outros; • Realizar serviços de consultoria, registando e comunicando os seus pareceres profissionais e as decisões tomadas.
Diagnóstico e Prognóstico	• Interpretar os resultados clínicos e a informação relevante para determinar o diagnóstico em Fisioterapia; • Selecionar os conhecimentos adequados na interpretação das diferentes condições clínicas e fenômenos com impacto no movimento e funcionalidade; • Estabelecer prognósticos fundamentados; • Estabelecer metas e fases na evolução clínica em conjunto com a pessoa/grupo; • Estabelecer os recursos que a pessoa pode mobilizar para resolver ou melhorar o seu estado funcional, condição de saúde e qualidade de vida relacionada com a saúde.

Intervenção	• Estabelecer a intervenção em Fisioterapia cardiorrespiratória em concordância com a pessoa, pessoa(s) significativa(s) ou grupos; • Definir modelos de atuação, baseados na melhor e mais atual evidência científica, nas recomendações e políticas de saúde e preferências da sociedade; • Definir e implementar um plano de intervenção centrado em objetivos específicos, mensuráveis, alcançáveis, realistas e temporizados e centrados na pessoa/grupo, nas suas preferências, no seu prognóstico e de acordo com a fase na qual se encontra; • Definir a forma, a duração e frequência da intervenção e da avaliação dos resultados intermédios e finais; • Aplicar estratégias de tratamento/intervenção de forma autônoma e adequada; • Justificar profissionalmente as suas tomadas de decisão em função dos objetivos da pessoa/grupo, da equipa multidisciplinar e o do processo específico da Fisioterapia; • Implementar modelos de intervenção que conduzam a resultados sustentáveis após intervenção; • Utilizar estratégias adequadas às diferentes dimensões do modelo da funcionalidade; • Aplicar estratégias adequadas ao contexto de intervenção: tratamento e/ou prevenção e/ou promoção da saúde; • Implementar abordagens terapêuticas que incluem, mas não se limitem, a educação sobre a condição e gestão da mesma, exercício terapêutico no meio terrestre e aquático, terapia manual, treino do equilíbrio e da marcha, treino funcional, treino do controlo respiratório e de higiene brônquica, modalidades sensório-motoras, modalidades de eletroterapia, agentes biofísicos e modalidades mecânicas; • Reajustar o plano de intervenção estabelecido sempre que necessário; • Prescrever, fabricar e/ou aplicar produtos de apoio, dispositivos e equipamentos de suporte e proteção; • Identificar a necessidade e promover a mudança ambiental, com foco na remoção de barreiras e criação de fatores facilitadores da funcionalidade; • Avaliar com a pessoa e/ou familiares/cuidadores as vantagens e as possibilidades técnicas para realizar, no todo ou em parte, o plano de intervenção de Fisioterapia em regime de tele saúde, com recurso a tecnologias de comunicação seguras e adequadas para o efeito; • Usar competências de aconselhamento para promover de modo efetivo o envolvimento da pessoa e familiares/cuidadores no processo de resolução de problemas.

Monitorização De resultados e Registro	• Documentar todo o processo da Fisioterapia em registro próprio ou integrado num processo clínico multidisciplinar; • Manter o registro atualizado; • Selecionar e aplicar as medidas de resultado mais adequadas; • Avaliar periodicamente os resultados e determinar a efetividade das suas intervenções, propondo e acordando com a pessoa e/ou familiares/ cuidadores a modificação do plano; • Ajustar a intervenção de acordo com a reflexão crítica dos resultados obtidos; • Discutir com outros profissionais/família/cuidadores o processo de análise crítica; • Identificar se a intervenção de Fisioterapia é efetiva, oportuna e suficiente, ou se a condição atual da pessoa beneficia da intervenção de outro profissional ou serviço; • Determinar se os objetivos de intervenção foram alcançados e se reúne condições para cessar; • Preparar e acordar com a pessoa ou grupo e/ou familiares/cuidadores, a cessação da intervenção (alta, transferência de cuidados ou conclusão do processo); • Escrever as notas de alta ou de retorno quando necessário.

PRINCIPAIS TÉCNICAS

Exercícios de inspiração fracionada

A inspiração fracionada ou em tempos, é efetiva na melhora da complacência toracopulmonar, tendo contraindicações quando há aumento da resistência das vias aéreas, pois pode haver a hiperinflação pulmonar e o aumento do trabalho respiratório. A inspiração fracionada consiste na realização de inspirações nasais, curtas, suaves e programadas de dois a seis tempos, por períodos de apneia pós 36 inspiratórios seguidos de uma expiração oral até o volume expiratório de repouso, as inspirações devem ser realizadas dentro do mesmo ciclo respiratório (GUIZILINI *et al.*, 2006).

Drenagem Torácica

Técnica que tem por objetivo principal a remoção de conteúdo líquido, gasoso, purulento ou sanguinolento do interior da cavidade pleural ou do mediastino. AlO paciente que está com dreno pode ser mobilizado, realizar mudança de decúbito e até deambular, entretanto, a atenção deve ser para não tracionar a extensão, nunca o elevar acima da altura do tórax sem que esteja fechado e sempre manter o sistema de drenagem dentro da água do sistema de selo d'água, posicionando abaixo do nível da cintura ou do leito do paciente, sem ocluir o dreno durante transporte ou deambulação. (SANTOS, 2019)

Vibração

São movimentos oscilatórios aplicados manualmente sobre o tórax do paciente pela contração simultânea dos músculos agonistas e antagonistas do antebraço do terapeuta em sinergia com a movimentação da palma da mão, que deve ser aplicada apenas durante a expiração na região acometida. (SANTOS, 2019)

Aumento do Fluxo Expiratório (AFE)

Consiste no aumento do fluxo aéreo expiratório, com o objetivo de mobilizar, carrear e eliminar as secreções traqueobrônquicas, em situações de obstrução das vias aéreas distais ou proximais por estase de secreção. Esse aumento de fluxo expiratório deve ocorrer desde o platô inspiratório até o final da expiração, sem ultrapassar os limites fisiológicos. (SANTOS, 2019)

ELTGOL (Expirations Lentes Totale Glotte Ouverte en Infralateral)

Na técnica de ELTGOL, o indivíduo encontra-se em decúbito lateral (pulmão a tratar em infralateral), enquanto realiza uma respiração controlada, sendo aplicada uma pressão a nível abdominal e costal durante a expiração e mantendo a boca e glote abertas. É considerada uma técnica expiratória lenta, 37 por aumentar o tempo expiratório (podendo mobilizar até 80% do volume de reserva expiratório), evitando o colapso precoce das vias aéreas, a hiperinsuflação e mobilizando as secreções no sentido proximal. (FIGUEIREDO 2015)

Bag Squeezing

A técnica de hiperinsuflação manual (HM), também conhecida como *"bag squeezing"* ou *"bagging"*, tem por objetivo melhorar a oxigenação, mobilizar o excesso de secreção brônquica e reexpandir áreas pulmonares colapsadas. Essa é uma técnica usada principalmente em pacientes com ventilação mecânica invasiva, que apresentam quadros hipersecretivos. A hiperinsuflação manual consiste em inspirações lentas e profundas, seguidas de pausa inspiratória e rápida liberação de pressão com o uso do ambu, promovendo aumento do fluxo expiratório com o objetivo de mobilizar o excesso de secreção brônquica e reexpandir aéreas pulmonares colapsadas. (AMBROZIN *et al.*, 2013)

Freno Labial

Consiste no ato de promover um retardo do fluxo aéreo expiratório por meio da manutenção dos lábios franzidos ou dentes semifechados, a fim de deslocar o ponto de igual pressão mais proximalmente e evitar que haja um fechamento precoce de vias aéreas de pequeno calibre e de menor estabilidade, fazendo com que o ar seja exalado por mais tempo. (SANTOS, 2019)

A FISIOTERAPIA RESPIRATÓRIA NA UTI

O profissional especialista em fisioterapia respiratória tem sido cada vez mais solicitado e sua presença nas Unidades de Terapia Intensiva cada vez mais frequente, porém sua formação e qualificação nem sempre são suficientes para a p ena atuação nesse ambiente tão exigente quanto a competência da equipe multiprofissional. Faz-se necessário que o fisioterapeuta seja habilitado por uma sólida formação e bagagem prática para indicar, escolher e aplicar condutas específicas da fisioterapia respiratória na resolução de casos complexos, caso contrário, tanto a efetividade do trabalho pode ficar comprometida quanto os riscos ao paciente podem aumentar de forma proibitiva.

O trabalho do fisioterapeuta em UTI está intimamente igado ao atendimento de pacientes em condições clínicas graves, em estado terminal e mesmo em situações de risco de vida (ARAÚJO; NEVES JÚNIOR, 2003)

Tais circunstâncias são comuns aos fisioterapeutas que trabalham nas Unidades de Terapia Intensiva. Desde 1980, esse profissional atuante na área de terapia intensiva tem se tornado um especialista no cuidado do paciente crítico. Devido a isso, houveram grandes evoluções, e a atuação do fisioterapeuta que se estendia a aplicação de técnicas fisioterápicas, incorporou a reabilitação de cuidados com a via aérea artificial e, mais recentemente ao manuseio da assistência ventilatória mecânica invasiva e não invasiva. (SOBRAFIR, 2006)

HISTÓRIA DA FISIOTERAPIA RESPIRATÓRIA EM UTI

A história da UTI passou por grandes transformações desde sua criação em meados de 1926 nos Estados Unidos, onde a monitorização e manutenção dos pacientes críticos tinha seu limite tanto no aspecto teórico, prático e de tecnologia. A fisioterapia dedicada ao paciente crítico teve seu início nas décadas de 1940 e 1950 com a crise da poliomielite. Inicialmente tinha seu enfoque na assistência ventilatória com manuseio dos ventiladores não invasivos designado de Pulmão de aço ou Iron Lung. Muitos pacientes com acometimento ventilatório e pulmonar beneficiaram-se destes ventiladores, trazendo à tona o atendimento pneumo-funcional, ou seja, a partir daí é estabelecida conceitualmente e definitivamente a função da Fisioterapia na UTI. (FERRARI, 2007)

Em 2001, o Conselho Federal de Fisioterapia e Terapia Ocupacional (COFFITO) reconhece os primeiros cursos de Fisioterapia Intensiva no Brasil, dando início à conceituação moderna da atuação do fisioterapeuta intensivista, este com atuação exclusiva nas unidades de Terapia Intensiva e Semi-Intensiva. (FERRARI, 2006)

O perfil do fisioterapeuta intensivista vai além do fisioterapeuta pneumo-funcional, justamente pela necessidade do conhecimento clínico mais aprofundado exigido pelas necessidades de resoluções de intercorrências mais prevalentes nos pacientes críticos. Sua participação está relacionada com procedimentos complexos na UTI, tais como a ventilação artificial, o atendimento de parada cardíaca, a intubação endotraqueal, bem como a monitoração da mecânica pulmonar. (COFFITO, 2007)

Sendo assim, fica explícita a complexidade do trabalho do fisioterapeuta ciante da cobrança pela efetividade de suas condutas e da necessidade de controlar os riscos ao paciente. Deste modo é imperativa a correta habilitação desse profissional, para sua plena inserção junto à equipe multiprofissional atuante nas UTIs. (YAMAGUTI, 2006)

No momento que o paciente é admitido na UTI, ele é recebido pela equipe multidisciplinar, que incluem o médico, a enfermeira e o fisioterapeuta. (ROCANTI; PORTIOLI, 1997)

A função do fisioterapeuta é a de desempenhar um papel-chave em qualquer programa de reabilitação pulmonar, pois é ele quem está apto para orientar e supervisionar os exercícios de treino de força muscular respiratório, aplica as técnicas de respiração, atua na assistência ventilatória invasiva e não invasiva, monitorando os parâmetros do ventilador mecânico, assim como no desmame do ventilador, realiza manobras de higiene brônquica antes da aspiração, manobras motoras intensivas com cinesioterapia global, avaliando a força e a condição muscular global e analisa e interpreta exames complementares de rotina das UTIs (FERRARI, 2007).

Todos estes recursos utilizados contribuem para redução da taxa de mortalidade, taxa de infecção, tempo de permanência na UTI e no hospital e índice de complicações (SAKUMA, 2007). Como a participação direta do fisioterapeuta ocorre em procedimentos de maior complexidade administrados em UTI, tais como a ventilação artificial, existem contestações quanto ao manuseio do ventilador mecânico por esse profissional, se seria ilegal ou deveria ser realizado somente pelo médico (COFFITO, 2006). No capítulo 10° do II Consenso Brasileiro de Ventilação Mecânica "Recursos Fisioterápicos em assistência ventilatória", destaca-se:

> "O crescimento dessa especialidade expressa se pelo aumento do número de fisioterapeutas, constituindo equipes especializadas com o atendimento contínuo e ininterrupto que atualmente, integram as equipes multidisciplinares de terapia intensiva. Quando bem estruturada e envolvida com a dinâmica da UTI a equipe beneficia se, intensificando sua ação e assumindo mais amplamente os cuidados respiratórios dos pacientes em ventilação mecânica, assegurando assim, a manutenção das vias aéreas, a elaboração, o acompanhamento e execução dos protocolos de assistência

ventilatória da UTI" (JORNAL DE PNEUMOLOGIA, 2000 *apud SOBRAFIR, 2006).*

Neste capítulo, seus dois subitens evidenciam a ação do fisioterapeuta no manuseio do ventilador, a saber:

> "Prevenção das complicações geradas por incapacidade de manter eficiente remoção das secreções brônquicas, incapacidade de manter o volume pulmonar adequado e mobilidade no leito, gerenciamento do trabalho respiratório, alternando terapeuticamente os limites de sobrecarga e repouso aos músculos respiratórios" (JORNAL DE PNEUMOLOGIA, 2000 *apud SOBRAFIR, 2006).*

Desse modo fica evidente que o fisioterapeuta manuseia o ventilador principalmente se o faz objetivando a ação especificamente fisioterápica. Sobre o manuseio do ventilador mecânico requer uma interpretação cuidadosa a resolução COFFITO-8, capítulo 1:

> "Artigo 3°- Constituem atos privativos do fisioterapeuta prescrever, ministrar e supervisionar terapia física, que objetive preservar, manter, desenvolver ou restaurar a integridade de órgão sistema ou função do corpo humano, por meio de: I - Ação isolada ou concomitante de agente termoterápico ou crioterápico, hidroterápico, aeroterápico, fototerápico, eletroterápico ou sonidoterápico [...] "(AZEREDO, 2002)

Logo, o termo "agente aeroterápico" pode dar respaldo a utilização do ventilador mecânico pelo fisioterapeuta (AZEREDO, 2002).

Para o exercício da Especialidade Profissional de Fisioterapia em Terapia Intensiva é necessário o domínio das seguintes Grandes Áreas de Competência:

I. Realizar consulta fisioterapêutica, anamnese, solicitar e realizar interconsulta e encaminhamento;

II. Realizar avaliação física e cinesiofuncional específica do paciente crítico ou potencialmente crítico;

III. Realizar avaliação e monitorização da via aérea natural e artificial do paciente crítico ou potencialmente crítico;

IV. Solicitar, aplicar e interpretar escalas, questionários e testes funcionais;

V. Solicitar, realizar e interpretar exames complementares como espirometria e outras provas de função pulmonar, eletromiografia de superfície, entre outros;

VI. Determinar diagnóstico e prognóstico fisioterapêutico;

VII. Planejar e executar medidas de prevenção, redução de risco e descondicionamento cardiorrespiratório do paciente crítico ou potencialmente crítico;

VIII. Prescrever e executar terapêutica cardiorrespiratória e neuro-músculo-esquelética do paciente crítico ou potencialmente crítico;

IX. Prescrever, confeccionar e gerenciar órteses, próteses e tecnologia assistiva;

X. Aplicar métodos, técnicas e recursos de expansão pulmonar, remoção de secreção, fortalecimento muscular, recondicionamento cardiorrespiratório e suporte ventilatório do paciente crítico ou potencialmente crítico;

XI. Utilizar recursos de ação isolada ou concomitante de agente cinésio-mecano-terapêutico, termoterapêutico, crioterapêutico, hidroterapêutico, fototerapêutico, eletroterapêutico, sonidoterapêutico, entre outros;

XII. Aplicar medidas de controle de infecção hospitalar;

XIII. Realizar posicionamento no leito, sedestação, ortostatismo, deambulação, além de planejar e executar estratégias de adaptação, readaptação, orientação e capacitação dos clientes/pacientes/usuários, visando a maior funcionalidade do paciente crítico ou potencialmente crítico;

XIV. Avaliar e monitorar os parâmetros cardiorrespiratórios, inclusive em situações de deslocamento do paciente crítico ou potencialmente crítico;

XV. Avaliar a instituição do suporte de ventilação não invasiva;

XVI. Gerenciar a ventilação espontânea, invasiva e não invasiva;

XVII. Avaliar a condição de saúde do paciente crítico ou potencialmente crítico para a retirada do suporte ventilatório invasivo e não invasivo;

XVIII. Realizar o desmame e extubação do paciente em ventilação mecânica;

XIX. Manter a funcionalidade e gerenciamento da via aérea natural e artificial;

XX. Avaliar e realizar a titulação da oxigenoterapia e inaloterapia;

XXI. Determinar as condições de alta fisioterapêutica;

XXII. Prescrever a alta fisioterapêutica;

XXIII. Registrar em prontuário consulta, avaliação, diagnóstico, prognóstico, tratamento, evolução, interconsulta intercorrências e alta fisioterapêutica;

XXIV. Emitir laudos, pareceres, relatórios e atestados fisioterapêuticos;

XXV. Realizar atividades de educação em todos os níveis de atenção à saúde, e na prevenção de riscos ambientais e ocupacionais.

Nos últimos 20 anos o fisioterapeuta que atua na área de Terapia Intensiva tem se tornado um especialista no cuidado ao paciente crítico, evoluindo para a incorporação de cuidados com a via aérea artificial e, mais recentemente, ao manuseio de tecnologia de assistência ventilatória mecânica invasiva e não invasiva (CORDEIRO; LIMA, 2017).

A evolução explosiva da ciência e da tecnologia referente ao paciente crítico tem requerido do fisioterapeuta treinamento especializado e atualização constantes. Somente assim ele pode assumir uma variedade dos papéis seja na assistência, na avaliação e monitorização, na formação, na administração e na investigação científica (FRANÇA *et al.*, 2010).

Deve determinar se o procedimento a ser realizado tem alta probabilidade de alcançar os resultados clínicos esperados ou se outro procedimento pode ser mais eficiente e benéfico. Quando esta for a situação, o fisioterapeuta deve contatar a equipe médica e negociar um plano de assistência que seja o melhor para o paciente (HESS, 2017).

ESQUEMA DE PLANTÃO FISIOTERAPEUTA NA UTI

A equipe de profissionais que atuam na UTI é composta por médicos, enfermeiros técnicos de enfermagem, fisioterapeutas, nutricionistas, auxiliar administrativo, coordenador médico de enfermagem e de fisioterapia, além de docentes de ambas as áreas e outros profissionais que interagem diariamente a esta unidade (CUNHA; 2020).

De acordo com Furtado; 2020, a assistência aos pacientes ocorre durante 24 horas interruptas, sendo assim os profissionais se revezam em três turnos de trabalho: O plantão da manhã 07:00 às 13:00 horas, plantão tarde 13:00 às 19:00 e o plantão noturno 19:00 às 07:00; portanto a carga horária semanal pode variar entre 24, 30 e 40 horas.

Sendo assim pela manhã, o trabalho da equipe multiprofissional é intenso no caso da fisioterapia inicia as avaliações e procedimentos, e geralmente também inicia os diálogos a respeito do quadro clínico dos pacientes; no período da tarde geralmente, ocorrem as visitas dos familiares associados à escrita de prontuários e discussões com os cursistas (FURTADO, 2020).

Os plantões noturnos iniciam-se às 19 horas, quando um dos fisioterapeutas do dia passa o plantão para o seu colega que complementará 24 horas ou para o colega que está chegando para o turno, é disponibilizado um plantonista de fisioterapia para dez pacientes, ou seja, 10 leitos, para prestação de assistência complementar nas unidades de internamento, nesse período podem haver um momento para descanso, o que pode acontecer ou não a depender da ocorrência de contingências durante o plantão (FURTADO; 2020).

PARTICIPAÇÃO DA FISIOTERAPIA EM ALGUNS PROCEDIMENTOS

O tratamento fisioterapêutico em ambiente hospitalar é sempre com a intenção busca evitar os efeitos deletérios do repouso prolongado no leito, estimular o retorno as atividades o mais rápido possível, aumentar ou manter a capacidade funcional, desenvolver a confiança do paciente, evitar complicações pulmonares e aumentar a chance de alta precoce (FURTADO *et al.*, 2020).

O fisioterapeuta atua no atendimento de pacientes críticos que necessitam ou não de suporte ventilatório e na assistência a recuperação pós-cirúrgica de forma respiratória e motora (PEREIRA; VENEZIANO, 2021).

Para uma atuação adequada o fisioterapeuta deve realizar uma avaliação, sobretudo respiratória, em função do descondicionamento físico e fraqueza que os pacientes submetidos à ventilação mecânica apresentam. Além disso, devem ser observados aspectos como: ausculta pulmonar, gasometria arterial, radiografia de tórax, frequência respiratória, padrão muscular respiratório, expansibilidade torácica, efetividade da tosse, aspecto da secreção e parâmetros do ventilador (PEREIRA; VENEZIANO, 2021).

O profissional fisioterapeuta possui um arsenal de técnicas que podem ser utilizadas na reabilitação de pacientes internados na UTI, inclusive sendo associadas às modalidades de ventilação mecânica (PEREIRA; VENEZIANO, 2021).

Dentre essas técnicas, as manobras de higiene brônquica têm destaque, pois garantem a desobstrução das vias aéreas, evitando o acúmulo de secreções atuando em seu processo de descolamento e deslocamento. Promovendo condições adequadas de ventilação, facilitando a limpeza mucociliar e prevenindo o paciente de infecções respiratórias (PEREIRA; VENEZIANO, 2021).

As principais manobras de higiene brônquica realizada dentro da UTI são: drenagem postural, percussão, vibração – vibrocompressão, aceleração de fluxo expiratório (AFE) e tosse assistida (PEREIRA; VENEZIANO, 2021).

Ainda sobre as técnicas de higiene brônquica, a aspiração traqueobrônquica merece destaque por ser muito utilizada pela fisioterapia. Ela consiste em um procedimento passivo invasivo que remove secreções traqueobrônquicas e orofaríngeas, melhorando a permeabilidade das vias aéreas e a ventilação pulmonar de pacientes incapazes de tossir ou expelir naturalmente. A aspiração pode ser feita tanto nos sistemas fechados quanto abertos, que são igualmente eficazes na remoção de secreções, contudo o sistema fechado permite realizar o procedimento sem desconectar o circuito de ventilador, o que reduz as alterações hemodinâmicas e os riscos de infecção (PEREIRA; VENEZIANO, 2021).

Já os exercícios respiratórios são realizados em pacientes respirando espontaneamente, as quais buscam diminuir o trabalho respiratório, melhorar a oxigenação e aumentar a função respiratória. Os principais exercícios são: respiração diafragmática, padrão ventilatório em tempos, compressão/ descompressão e fortalecimento da musculatura respiratória (PEREIRA; VENEZIANO, 2021).

O fisioterapeuta atua também nos processos de extubação e reintubação dos pacientes. A extubação é a retirada da via aérea artificial, sendo bem sucedida quando o paciente permanece pelo menos 48 horas sem a necessidade de ser reintubado. A reintubação é considerada precoce quando o paciente não suporta ficar sem a ventilação mecânica antes de completar 48 horas. Antes de ser realizada a extubação, deve-se levar em conta a resolução da patologia base ou do motivo que levou o paciente a ser intubado (PEREIRA; VENEZIANO, 2021).

A intervenção fisioterapêutica no desmame precoce é de grande valia para pacientes acamados. O posicionamento adequado no leito e a mobilização precoce são métodos utilizados para prevenir o imobilismo e conter a diminuição de massa muscular. Ademais o fisioterapeuta controla os níveis de oxigênio para manter o paciente vivo, preparando-o para quando possível respirar sem aparelhos (PEREIRA; VENEZIANO, 2021).

Além das técnicas fisioterapêuticas propriamente ditas, de acordo com a resolução do COFFITO nº 80/87 art. 2º o fisioterapeuta pode solicitar exames complementares para embasar o seu diagnóstico dando condição de avaliar os pacientes e com isso prosseguir ou reajustar as condutas (FURTADO *et al.*, 2020).

PACIENTE GRAVE EM UTI

Segundo a Portaria nº 2.338, de 3 de outubro de 2011 do Ministério da Saúde:

> Art. 2º § 1º "Paciente crítico/grave é aquele que se encontra em risco iminente de perder a vida ou função de órgão/sistema do corpo humano, bem como aquele em frágil condição clínica decorrente de trauma ou outras condições relacionadas a processos que requeiram cuidado imediato clínico, cirúrgico, gineco-obstétrico ou em saúde mental."

A atuação da fisioterapia respiratória em UTI, aliada aos avanços tecnológicos e a evolução no cuidado ao paciente grave, tem contribuído significativamente para a diminuição da mortalidade e o aumento da sobrevida desses pacientes; sendo assim, a fisioterapia tem um papel essencial, no atendimento a esses pacientes que; engloba diversas técnicas e manobras, com o intuito de prevenir ou amenizar possíveis complicações, melhorando a capacidade funcional e a qualidade de vida dos pacientes críticos; ocasionando um interesse crescente pelo conhecimento das morbidades e pelos efeitos adversos decorrentes do imobilismo (MURAKAMI, 2015).

FISIOTERAPIA E O PACIENTE CRÍTICO

O profissional fisioterapeuta que atua em uma UTI, ao iniciar o atendimento a um paciente deve-se verificar os sinais vitais, pois, são indicadores do estado de saúde e da garantia das funções circulatórias, respiratória, neural e endócrina do corpo, avaliar a dor do paciente aplicando a escala e/ou questionário adequados conforme a idade, nível de consciência e/ou desenvolvimento cognitivo; A avaliação do nível de consciência é uma parte imprescindível da prática clínica de todos os profissionais que lidam com pacientes em estado grave.

O paciente que se encontra em estado crítico/grave deve estar sendo monitorado continuamente seja através de exames como gasometria, raio X, das coletas de dados como FC, PA, FR, SPO2, parâmetros da VM, avaliação física para notar algum edema, escaras entre outros.

MONITORIZAÇÃO CARDÍACA

Os equipamentos de monitorização são aparelhos fundamentais aos cuidados diários de todos os pacientes admitidos na UTI. Os parâmetros vitais continuamente observados e registrados permitem que se detectem alterações hemodinâmicas, favorecendo o tratamento adequado para cada paciente.

A monitorização cardíaca se dá a partir do registro do eletrocardiograma (ECG) que representa a atividade elétrica do coração. Os eletrodos autoadesivos aplicados na pele detectam a eletricidade gerada no coração, transformando esta eletricidade em ondas com registro em tela. Consiste em manter a visualização contínua da atividade elétrica (ritmo e frequência) do coração, através de um equipamento, sendo possível também a detecção de arritmias e pressão arterial.

MONITORIZAÇÃO RESPIRATÓRIA

O termo respiração refere-se a um processo fisiológico, que é a simples mobilização de gás durante a inspiração e a expiração, O processo ventilatório envolve o sistema neuromuscular e objetivamente o sistema respiratório a ventilação pulmonar pode ser espontânea ou assistida por meio de ventiladores mecânicos, tornando a atuação fisioterapêutica imprescindível. (MENEZES; 2011)

A fisioterapia faz parte do atendimento multidisciplinar oferecido aos pacientes da UTI, nossa atuação é de extrema importância e se faz presente em várias etapas do tratamento intensivo, tais como atendimentos a pacientes críticos que podem ou não necessitar de suporte ventilatório, com o intuito de prevenir complicações respiratórias e motoras. (JERRE et al.; 2007)

Nesta fase o fisioterapeuta tem uma importante participação auxiliando no suporte ventilatório, desde o preparo, ajuste do ventilador à intubação, evolução daqueles pacientes e no desmame do suporte ventilatório e extubação. (JERRE et al.; 2007)

Nesses casos foi imprescindível a participação da fisioterapia na prevenção de pneumonia associada à ventilação mecânica, trocas de posição para melhora do desconforto respiratório, tratamento de atelectasias pulmonares em pacientes em ventilação mecânica. (JERRE et al.; 2007) A ventilação mecânica permite a entrada da pressão positiva imposta nas vias aéreas, frequentemente é utilizada em unidades de terapia intensiva, a utilização prolongada de tal dispositivo auxiliar pode causar graves complicações podendo dificultar o desmame, a fisioterapia atua na prevenção dessas complicações, com técnicas com o objetivo de reduzir quantitativamente a duração da ventilação mecânica. (FURTADO, 2020)

MONITORIZAÇÃO NEUROLÓGICA

A avaliação fisioterapêutica deve ser minuciosa e individualizada uma vez que se torna eficaz, no tratamento precoce daquele paciente, é ideal para identificar complicações e a extensão dos danos existentes na estrutura e que precisam de uma intervenção terapêutica, podendo traçar o tratamento adequado. (OLIVEIRA *et al*.; 2013)

Estudos mostram a grande incidência no Brasil de doenças neurológicas, quando o paciente entra no serviço de reabilitação e avaliação é necessário dar enfoque naquele paciente e identificar deficiência, fraqueza muscular, tônus aumentado, incapacidade e falta de equilíbrio, e principalmente a comunicação afetada, em uma avaliação somos capazes de identificar o real estado do paciente e possibilitando traçar os objetivos e tratamentos necessários. (OLIVEIRA *et al*.; 2013)

O programa de reabilitação após toda a avaliação clínica pode não reverter a situação daquele paciente, mas ensina ao paciente mecanismos compensatórios que ajudam a prevenir complicações e melhora sua qualidade de vida. A fim de melhorar o cognitivo e funções motoras, estudos mostram uma infinidade de protocolos que podem ser aplicados a pacientes com condições neurológicas graves e menos graves, protocolos que podem ser seguidos e aplicados em diversas patologias. (MARTINS *et al*.; 2013)

Percebemos ainda que o papel fisioterapêutico é desafiador e insubstituível nos cuidados destes pacientes e que requer a utilização e domínio de várias técnicas e manobras respiratórias e motoras para o restabelecimento deste grupo. Percebemos que uma avaliação eficaz e detalhada é de fundamental importância para o bom desenvolvimento de nossa conduta fisioterapêutica, principalmente se iniciada já no período de atendimento pré-hospitalar, uma vez que nos cuidados primários. (BARROS; MEJIA; 2008)

MONITORIZAÇÃO RENAL

A fisioterapia contribui de forma significativa na prevenção, no retardo da evolução e na melhoria de várias complicações apresentadas pelo paciente renal. A doença renal crônica é considerada um grande problema devido a sua alta taxa de morbi-mortalidade. (SILVA *et al.*; 2013)

É definida como uma doença de progressão lenta e irreversível, uma condição da qual os rins começam a não funcionar como deveriam, o tratamento mais utilizado e escolhido é a hemodiálise, esta intervenção pode ser realizada em até 3x durante a semana. (KOVELIS; 2008)

Pode resultar na incapacidade de o organismo manter o equilíbrio metabólico. Ao iniciar o tratamento hemodialítico o paciente tem um cotidiano monótono e com limitações o que facilita o aparecimento do sedentarismo, deficiência funcional e a inatividade, tornando assim a atividade física essencial. (MOORE; 2002).

O tratamento consiste em exercícios de caminhada, fortalecimento muscular, cinesioterapia, a realização do trabalho aeróbico com bicicleta ciclo ergométrica mostrou eficácia em alguns estudos, garantindo a prática da fisioterapia durante a HD benéfica. (MOORE; 2002)

UTI, COVID-19 E A FISIOTERAPIA

No final de 2019, um novo coronavírus humano (SARS-CoV-2) foi identificado em Wuhan, China, e se espalhou rapidamente por todo o mundo, atingindo o status de pandemia. Com a doença denominada COVID-19, houve mais de mais de 180 milhões de casos identificados, até agosto de 2021. A COVID-19 tem como principais sintomas, febre, cansaço e tosse seca que podem começar gradualmente e se intensificar com a evolução da doença. Algumas pessoas apresentam apenas sintomas muito leves e a maioria (cerca de 80%) se recupera da doença sem precisar de tratamento hospitalar.

Na forma grave da doença causada pelo coronavírus, a Síndrome Respiratória Aguda Grave, as Unidades de Terapia Intensiva (UTI) são essenciais para os pacientes que precisam de respiradores. Essas pessoas precisam de uma atenção muito próxima das equipes de saúde, visto que a respiração é auxiliada por um aparelho mecânico. A internação de uma pessoa na UTI por Síndrome Respiratória Aguda Grave é feita quando há sinais de que o pulmão do paciente não está sendo capaz de oxigenar o sangue e os órgãos de forma compatível com a vida em curto prazo.

Os fisioterapeutas, como profissionais que atuam na linha de frente à COVID-19, devem estar atualizados e dispor de habilidades para tomar decisões, realizar a detecção de novos casos e definir o tratamento adequado nas UTIs. O Fisioterapeuta exerce papel fundamental ao longo da internação do paciente com COVID-19 e atua em vários processos.

A ventilação mecânica invasiva (VMI) tornou-se uma imprescindível modalidade terapêutica para pessoas que desenvolveram complicações de COVID-19 em terapia intensiva. Por meio dela, é possível salvar vidas de pacientes que apresentam dificuldade respiratória grave, uma vez que garante repouso da musculatura respiratória e uma oxigenação apropriada.

Todavia, o índice de mortalidade de pacientes acometidos por COVID-19 que necessitam de VMI ainda é alarmante, quando se trata de pacientes longevos, embora estejam assistidos por um sistema de saúde adequado (KING *et al.*, 2020; PRAZERES *et al.*, 2021; SILVA *et al.*, 2017).

No atual cenário pandêmico, os hospitais passaram a enfrentar diversos desafios, dentre eles, estruturais e assistenciais. Tal fato é perceptível pelo déficit de leitos de UTI aparelhado com ventiladores mecânicos, e também por indagações pertinentes à infraestrutura, treinamento das equipes de saúde, manutenção de equipamentos e recursos humanos.

Dessarte, isso contribuiu para que houvesse a reutilização de equipamentos de uso único e precária assistência ao usuário. É válido salientar, ainda, que para atuar na UTI trabalhando com o suporte ventilatório complexo fazem-se necessários um treinamento eficaz e de qualidade para a equipe de saúde, a fim de mitigar outras intercorrências imprevisíveis (DONDORP, HAYAT, ARYAL, BEANE & SCHULTZ, 2020).

A VMI gera lesões biofísicas e bioquímicas, podendo ocasionar agravos pulmonares e morte. Assim, é essencial que os cuidados para com o paciente em suporte ventilatório sejam bem reconhecidos pelos profissionais da saúde, a fim de impedir o desenvolvimento de uma lesão relacionada à ventilação mecânica.

COVID-19 – INSTALAÇÃO E EVOLUÇÃO VIRAL

Coronavírus X SARS-CoV-2 X COVID-19 Coronavírus: nome dado a uma extensa família de vírus que se assemelham. Muitos deles já nos infectaram diversas vezes ao longo da história da humanidade. Dentro dessa família há vários tipos de coronavírus, inclusive os chamados SARS-CoVs (a síndrome respiratória aguda grave, conhecida pela sigla SARS, que há alguns anos começou na China e se espalhou para países da Ásia, também é causada por um coronavírus).

SARS-CoV-2: vírus da família dos coronavírus que, ao infectar humanos, causa uma doença chamada COVID-19. Por ser um microrganismo que até pouco tempo não era transmitido entre humanos, ele ficou conhecido, no início da pandemia, como "novo coronavírus".

COVID-19: doença que se manifesta em nós, seres humanos, após a infecção causada pelo vírus SARS-CoV-2.

PREVALÊNCIA X INCIDÊNCIA

- **Prevalência:** visão geral de uma doença, ou seja, quantos casos ou mortes aquela doença provocou em sua totalidade. No Brasil, já temos mais de 21 milhões de casos e mais de 588 mil mortes por COVID-19, então esse número equivale à prevalência da doença.
- **Incidência:** é um indicador mais fechado, que não olha em âmbito geral para uma doença, mas traça um recorte em determinado período de tempo. Em agosto, o Brasil registrou a menor incidência mensal de mortes por COVID-19 em 2021, com pouco mais de 24 mil óbitos.

MORTALIDADE X LETALIDADE

- **Mortalidade:** É o tanto de pessoas que adoeceram e morreram em relação a toda a população de uma região. Tem relação com um cenário geral, como a totalidade de mortos por determinada doença em uma população inteira durante uma pandemia, epidemia ou surto.

- **Letalidade:** está ligada ao patógeno (o vírus SARS-CoV-2, no caso) e avalia o número de mortes em relaçãc às pessoas que apresentam a doença ativa, e não em relação à população toda. Em outras palavras, mede a porcentagem de pessoas infectadas que evoluem para óbito. O SARS-CoV-2 não tem uma alta letalidade (2,9%), pois muitas pessoas que contraem o vírus ficam assintomáticas, às vezes sem nem mesmo saber que estão infectadas.

A INSTALAÇÃO DO VÍRUS

Em meados de dezembro de 2019 a OMS foi notificada sobre vários casos de pneumonia na cidade de Wuhan, província de Hubei, na República Popular da China. Na verdade, se tratava de uma nova cepa de coronavírus que não havia sido identificada antes em seres humanos. Em 11 de março de 2020, a COVID-19 foi caracterizada pela OMS como uma pandemia. O termo "pandemia" se refere à distribuição geográfica de uma doença e não à sua gravidade.

Sabe-se que o vírus é transmitido por meio de pequenas gotas da respiração produzidas quando uma pessoa infectada tosse, espirra ou até mesmo fala, essas gotículas podem se depositar na boca ou no nariz de pessoas próximas ou podem ser inaladas para dentro do pulmão. A propagação mais provável é quando as pessoas estão em contato próximo umas com as outras (a menos de 1,8m aproximadamente) e por pessoas infectadas que não apresentem sintomas.

Ainda segundo a OMS, os principais cuidados para evitar a propagação do vírus são:

- Lavar as mãos com água e sabão por pelo menos 20 segundos, especialmente depois de estar em um local público ou depois de assoar o nariz, tossir ou espirrar;
- Se água e sabão não estiverem disponíveis, use álcool 70%. Cubra todas as áreas de suas mãos e esfregue-as até sentir que elas estão secas;
- Evitar tocar nos olhos, nariz e na boca com as mãos não lavadas;
- Evitar contato próximo com pessoas doentes, mesmo dentro de sua casa. Se possível, mantenha cerca de 2m de distância entre a pessoa doente e outros membros da família;
- Usar máscara que cubra toda a boca e nariz;
- Se você não estiver de máscara, lembre-se de sempre cobrir a boca e nariz com um lenço de papel quando tossir ou espirrar ou usar a parte interna do cotovelo e não cuspir;
- Limpar e desinfetar diariamente as superfícies tocadas com frequência. Isso inclui mesas, maçanetas, interruptores de luz, bancadas, puxadores, mesas, telefones, teclados, banheiros, torneiras e pias.

Os sintomas mais comuns da COVID-19 são febre, tosse, cansaço e perda de paladar ou olfato. Os sintomas mais graves são dificuldade para respirar ou falta de ar, perda da fala, mobilidade ou confusão e dores no peito. Um estudo do Reino Unido publicado em 2021 descobriu que um em cada cinco pacientes apresentava apenas erupção cutânea e nenhum outro sintoma, já em outro estudo com quase 6 mil pessoas que contraíram o novo coronavírus, a queda capilar foi o sintoma pós-COVID-19 mais comum, relatado por 48% dos participantes.

Uma em cada seis pessoas infectadas por COVID-19 pode apresentar a forma grave da doença, com necessidade de internação em Unidades de Terapia Intensiva (UTI) e assistência ventilatória, e muitos desses pacientes cursam com síndrome do desconforto respiratório agudo (SDRA). As equipes das UTIs são multiprofissionais e a fisioterapia é considerada essencial no manejo do paciente crítico (PAHO, 2021).

A IMPORTÂNCIA DA FISIOTERAPIA NA COVID-19

Os fisioterapeutas são profissionais que atuam em todos os níveis de atenção à saúde, com um papel fundamental nas equipes multiprofissionais que prestam suporte nas fases aguda e tardia da doença, desde a assistência ventilatória até a reabilitação. (CAMILA BOTTURA *et al.*)

No início da pandemia, a equipe de fisioterapia foi convocada e solicitada a se adequar às novas necessidades dos hospitais. Para isso, precisou estabelecer novas rotinas e protocolos importantes na orientação das equipes, o que exigiu também a implementação de um sistema de comunicação rápido e eficaz entre os diferentes profissionais e setores, incluindo o redimensionamento do número de fisioterapeutas, tendo em vista a legislação em vigor RDC-7, que define a necessidade de um fisioterapeuta para cada 10 leitos de UTI e uma cobertura de 18 horas diárias (RDC-7 ANVISA, 2010).

O trabalho do fisioterapeuta na unidade de terapia intensiva tem o objetivo de interferir no processo de cronicidade da doença e perda da funcionalidade. Para tanto, lança mão de procedimentos avaliativos que propiciam a elaboração de diagnósticos funcionais, que respaldam a indicação, prescrição e execução de técnicas, entendendo o movimento humano e suas variáveis como objeto alvo de domínio específico da Fisioterapia, para a promoção da independência funcional e melhoria da qualidade de vida dos pacientes na UTI (FRANÇA, 2012).

A atuação do fisioterapeuta está intimamente ligada no auxílio á intubação orotraqueal, a fim de promover de forma eficaz a oxigenação, vigilância ventilatória na pré-intubação e nas intercorrências, na programação dos parâmetros ventilatórios iniciais, nos ajustes da VM, na monitorização da mecânica respiratória, no desmame da VM e durante a extubação. Além disso, atua também na prevenção e no tratamento de complicações respiratórias decorrentes da retenção de secreção e de atelectasias, quanto na manutenção da força muscular e funcionalidade durante a hospitalização.

Dessa forma, a Fisioterapia auxilia na melhora clínica dos pacientes neste contexto assistencial, através de técnicas fisioterapêuticas que buscam, em associação, a independência funcional, de modo a abreviar a permanência hospitalar e, no período de internação, promover a redução das incapacidades desencadeadas pelo imobilismo.

A implementação da assistência fisioterapêutica em pacientes com COVID-19 no contexto da terapia intensiva é uma estratégia que auxilia na prevenção de complicações e contribui para a estabilização dos pacientes durante o período crítico, facilitando a sua recuperação (CARLOS BERNAL-UTRERA, 2021).

UNIDADE DE TERAPIA INTENSIVA

A UTI é uma unidade hospitalar de pacientes que necessitam de cuidados intensivos por uma equipe especializada composta por profissionais de diferentes áreas. Alguns dos profissionais presentes na UTI são: Médicos Intensivistas, Enfermeiros, Fisioterapeutas, Técnicos de Enfermagem, Psicólogos, Nutricionistas etc.

Segundo a resolução 2.271/2020 do Conselho Federal de Medicina, as UTIs são locais dentro dos hospitais com um sistema organizado para oferecer:

- Suporte vital de alta complexidade, com diversas modalidades de monitorização das funções corporais essenciais para a vida;
- Suporte orgânico avançado a fim de manter a vida do paciente em "condições clínicas de gravidade extrema e risco de morte por insuficiência orgânica".

Dentro de uma UTI, os níveis de atenção que um paciente necessita também podem variar entre os tipos I, II e tipo III. O tipo i o paciente é monitorado através de ventilação mecânica, não invasiva, já o tipo II atende a pacientes que necessitam de nível de atenção alto e o tipo III atendem a pacientes que necessitam de nível de atenção muito alto.

As UTIs devem apresentar leitos com equipamentos e médicos capazes de cuidar desses dois níveis de complexidade, e a acomodação do paciente em vários tipos de leitos e a Agência Nacional de Vigilância Sanitária estabelece requisitos rígidos para cada um deles na RDC nº 7/2010.

- Unidade de Terapia Intensiva — Adulto (UTI-A) — é destinada para pacientes acima de 18 anos. O hospital pode usá-los para jovens de 15 a 17 anos, desde defina normas para regular essa situação;

- Unidade de Terapia Intensiva Especializada — focada na assistência de doenças específicas ou especialidades médicas, como neurologia e cirurgia;
- Unidade de Terapia Intensiva Neonatal (UTI-N) — destinada para o cuidado de pacientes entre 0 e 28 dias;
- Unidade de Terapia Intensiva Pediátrica (UTI-P) — voltada para a assistência a pacientes com idade de 29 dias a 14 ou 18 anos;
- Unidade de Terapia Intensiva Pediátrica Mista (UTI-Pm) — destina-se para pacientes de 0 dias a 18 anos de idade em um mesmo ambiente.

Com a emergência em saúde da pandemia, a Portaria nº 568 do Ministério da Saúde autorizou que parte dos leitos de UTIs fosse destinado exclusivamente à COVID-19. Além disso, os Estados podem habilitar excepcionalmente novos leitos de UTI adulta para responder ao avanço da doença.

Alguns desafios têm sido observados na abertura de novos leitos de UTI, tais como a compra de respiradores, a contratação de profissionais de saúde e o espaço físico adequado para a instalação destas unidades.

TRAQUEOSTOMIA NO AMBIENTE HOSPITALAR

A palavra traqueostomia é derivada dos termos gregos *trachea arteria* (artéria dura) e *tomia* (incisão), ou seja, uma cirurgia que abre a traqueia e resulta na formação da traqueostomia; refere-se a uma cirurgia que consiste na abertura da parede anterior da traqueia, sendo realizada no centro cirúrgico, e assim denominada traqueostomia cirúrgica, ou à beira do leito utilizando-se de um dilatador especial – traqueostomia por dilatação percutânea. É um dos procedimentos realizados com mais frequência nos pacientes sob ventilação mecânica prolongada ou após dificuldade no desmame. (SAKAE *et al*. 2010; PASINI *et al*. 2004)

Em casos de ventilação mecânica prolongada, o número de traqueostomias realizadas entre 1993 e 2000 aumentou 200% e atualmente, para acesso rápido a via aérea a intubação orotraqueal é a primeira opção, realizada com baixa taxa de complicações, relativa facilidade e rapidez. (Marsico *et al*. 2010)

Nas intubações orotraqueais difíceis, o broncofibroscópio facilita o procedimento. Outros métodos emergenciais são: punção cricotireóidea com agulha, máscara laríngea e a cricotireoidostomia.

A maioria das traqueostomias é eletiva, restritas aos pacientes que necessitam de via aérea alternativa, prolongada ou permanente, com a finalidade de evitar as complicações da intubação orotraqueal prolongada; já a traqueostomia de urgência está relacionada aos traumas graves da face ou da laringe, após a inalação de gases, tumores da orofaringe, edema das vias aéreas causadas por infecção ou procedimentos cirúrgicos, paralisia bilateral das cordas vocais, traqueomalácia localizada e corpo estranho. (WALTS *et al*. 2007; PRYOR *et al*. 2000)

O procedimento cirúrgico da traqueostomia pode ser realizado na sala de operações e nas unidades de terapia intensiva, sendo um dos procedimentos cirúrgicos mais antigos, com relatos em livros de Medicina Hindu, nos anos de 1500 A.C. Em 1850 na Europa, com a epidemia de difteria tornou-se um procedimento rotineiro. Caiu em desuso diversas vezes, até que em meados da década de 1960 com o surgimento dos ventiladores de pressão positiva em unidades de terapia intensiva (UTI), a traqueostomia finalmente conquistou espaço no suporte ventilatório de pacientes críticos. (SAKAE *et al.* 2010)

Ainda neste estudo observa se que atualmente é um procedimento indicado com objetivo de aliviar obstruções de vias aéreas superiores, oferecer suporte ventilatório prolongado, reduzir o espaço morto, facilitar a limpeza brônquica por aspiração, permitir o desmame mais rápido, reduzir os riscos de infecção laríngea e diminuir o risco de sequelas estenóticas da traqueia. (SAKAE *et al.* 2010)

Frequentemente realizado em pacientes com insuficiência respiratória internados em UTI, em comparação com a intubação translaringea, vantagens têm sido relatadas por alguns autores, embora não haja consenso sobre as mesmas. Entre as principais, destacam-se as seguintes: manuseio mais fácil das vias aéreas; maior conforto e maior facilidade de comunicação para o paciente, reduzindo a necessidade de sedação; possibilidade de alimentação por via oral; melhora da mecânica do sistema respiratório; redução de trauma da cavidade oral; prevenção de pneumonia associada à ventilação mecânica; e desmame mais fácil. Ao mesmo tempo, embora seja um procedimento seguro, a traqueostomia pode associar-se a algumas complicações, como infecção na incisão, sangramento, enfisema subcutâneo, pneumotórax, traqueomalácia e estenose de traqueia (essas duas últimas são complicações também possíveis com a intubação traqueal). (PINHEIRO *et al.* 2010)

A ventilação e a oxigenação encefálica em neuroemergência são prioridades no atendimento de pacientes com traumatismo cranioencefálico, ou qualquer outro tipo de lesão traumática grave, com a finalidade de se diminuir o sofrimento encefálico e suas complicações secundárias. Para a manutenção de uma boa condição ventilatória na fase aguda do trauma, o suporte ventilatório artificial é necessário, considerando que o manuseio desses pacientes é delicado, exigindo monitorização rigorosa e possibilidade de intervenção cirúrgica, eles acabam permanecendo por longos períodos em ventilação mecânica. Nesses casos, a traqueostomia facilita a remoção de secreções pulmonares, diminui o desconforto do tubo orotraqueal e aumenta a mobilidade do paciente no leito, possibilitando a redução do tempo de ventilação artificial, da incidência de pneumonia e do tempo de internação hospitalar. (PASINI *et al.* 2007)

Um dos procedimentos cirúrgicos mais comumente realizados em pacientes críticos nas unidades de terapia intensiva que necessitam de suporte ventilatório prolongado é a traqueostomia, ajudando no manuseio dos portadores de desmame difícil da prótese ventilatória ou para facilitar a higiene das vias aéreas, oferecendo maior segurança e conforto para o paciente, permitindo a retirada do tubo traqueal e a diminuição da sedação durante a ventilação mecânica. (ARANHA *et al.* 2007)

É comum o seguimento de regras específicas para a realização da traqueostomia, mas não há regras determinantes para o processo de retirada da traqueostomia, ou, como se costuma chamar, regras para o desmame da traqueostomia até a sua retirada total. Na maioria dos hospitais, os fisioterapeutas são os responsáveis pelo processo de desmame e decanulação da traqueostomia; o que pôde ser observado no trabalho conjunto realizado na Unidade Semi-intensiva do Hospital Israelita Albert Einstein (HIAE) é que a interação entre médico, enfermeiro, fisioterapeuta e fonoaudiólogo permite diminuir o tempo de uso da traqueostomia, acelerando o desmame e tornando-o mais seguro para o paciente, com menor risco de insucesso e complicações. Considera-se desmame da traqueostomia o momento quando se inicia o desinsuflar do *cuff*, passando pela troca da cânula plástica para metálica (sem o *cuff*), até a retirada da cânula de traqueostomia e realização do curativo oclusivo do estoma, uma decisão que deve ser tomada em equipe, cujos fatores preditores de insucesso precisam estar ausentes. (MENDES *et al.* 2008)

HISTÓRICO

As primeiras descrições sobre a realização da traqueostomia, anteriores a era cristã, foram feitas por Aeselepiulus em 124 A.C. Já em 1546, um médico italiano, Antônio Musa Brasavola, operou com sucesso um paciente portador de abscesso de laringe.

As primeiras indicações médicas do procedimento foram atribuídas a Lorenz Heister, em 1743, descrevendo a retirada de um pedaço de cogumelo da traqueia de um paciente. A partir daí, a técnica ficou conhecida com a finalidade de remoção de corpos estranhos que levassem à obstrução traqueal. Porém, com o avanço tecnológico as indicações tradicionais foram alteradas.

No século XIX, há relatos que os doutores Bretteneau e Trousseau utilizaram a traqueostomia em quadros de insuficiência respiratória causados pela difteria, que nesta época acometia a Europa. (PASINI *et al.* 2004)

Foram encontradas ilustrações sobre o procedimento em papiros egípcios que remontam a 3500 A.C. Entretanto, o pouco conhecimento de anatomia e os maus resultados obtidos dificultaram a sua aceitação. A traqueostomia era então realizada exclusivamente em pacientes graves.

A morte de George Washington, em 1799, pela obstrução da via aérea superior, possivelmente foi causada por epiglotite aguda ou abscesso laríngeo. Embora os seus médicos conhecessem a técnica da traqueostomia, provavelmente, não se atreveram a realizá-la no primeiro presidente dos Estados Unidos da América. (MARSICO *et al.* 2010)

Em 1850 na Europa, com a epidemia de difteria, tornou-se popular na prática médica, mas com o controle da difteria através de antibióticos e antitoxina, o procedimento entrou em desuso. O que é acrescentando por outro autor que em 1883, durante essa epidemia, a traqueostomia foi resolutiva em 25% dos casos de obstrução da via aérea superior, era o procedimento de escolha para assegurar uma via respiratória livre em situações de emergência. Porém, não era plenamente aceita, pois o procedimento era associado à alta mortalidade. A traqueostomia era a última opção, praticamente realizada no final da sufocação nos casos de difteria, corpos estranhos, traumas e afecções inflamatórias agudas, tuberculose e sífilis laríngeas. Nessa época foram descritos diversos métodos cirúrgicos e, ao longo do tempo, instrumentos foram criados e aperfeiçoados. (MARSICO *et al*. 2010)

Em 1909, Chevalier Jackson padronizou o procedimento, sistematizando e definindo as indicações, o autor recomendava a abertura da traqueia na parede anterior entre o segundo e o terceiro anel. Ao longo do tempo, poucas foram as modificações, mas sua técnica cirúrgica persiste com mínima modificação até os dias de hoje. (VIANNA *et al*. 2011)

Com a epidemia de poliomielite, no início da década de 50, o interesse pela traqueostomia aumentou. Houve a necessidade crescente durante a ventilação mecânica e o aprendizado foi grande em relação às indicações e as complicações da traqueostomia. E nas décadas de 1940 e 1950, vários médicos utilizaram a traqueostomia em pacientes portadores de poliomielite para facilitar a aspiração de secreções de vias aéreas inferiores, reduzindo a sua mortalidade. (1, 4)

Em 1960, Bjork introduziu modificações na técnica, abria a traqueia no terceiro anel e suturava o traqueostoma à pele para facilitar a reinserção da cânula. Após 1960, com os avanços em terapia intensiva, a traqueostomia passou a ser rotineiramente realizada nos pacientes em ventilação mecânica. Aumentaram também as complicações. Com o conhecimento e a experiência adquirida o procedimento foi simplificado e passou a se realizado no próprio leito das unidades de tratamento intensivo, quase sempre dispensando o transporte até a sala de operações. (MEIRELLES *et al*. 2005)

Em 1985, foi descrita a inserção de um fio guia na traqueia seguida de dilatações sequenciais até a inserção da cânula na luz traqueal. Os resultados iniciais foram animadores e técnicas baseadas no método de Seldinger foram surgindo, inclusive com a perspectiva de serem realizadas por médicos não especialistas. Entretanto, o entusiasmo arrefeceu com a descrição de várias complicações graves, tais como: falso trajeto, pneumotórax e mortes. (MARSICO *et al.* 2010)

A partir das décadas seguintes outras indicações de traqueostomia foram incorporadas, à prática médica, como o uso de suporte ventilatório prolongado em pacientes comatosos vítimas de trauma craniano ou intoxicação barbitúrica. (PASINI *et al.* 2004)

Atualmente, com o avanço de técnicas e de tratamentos de pacientes críticos, a perspectiva de suporte ventilatório prolongado aumentou. Sendo assim, a realização da traqueostomia pode trazer grandes benefícios, tais como menor taxa de autoextubação, possibilidade de fonação, possibilidade de ingestão oral, melhora da higiene oral e manuseio facilitado do paciente pela enfermagem. Dessa maneira, nos casos em que a extubação é improvável em 10-14 dias, a traqueostomia deve ser considerada. Além disso, a traqueostomia permite a transferência dos pacientes de UTI para unidades de menor complexidade, sendo possível até a alta hospitalar com suporte ventilatório domiciliar. (VIANNA *et al.* 2011)

CLASSIFICAÇÃO DAS TRAQUEOSTOMIAS

Didaticamente, a traqueostomia pode ser classificada de acordo com o objetivo a que se propõe: quanto à finalidade, quanto ao tempo apropriado para realizá-la e quanto ao tempo de permanência.

Quanto à finalidade, pode ser classificada em:

- Preventiva: complementar a outros procedimentos cirúrgicos ou endoscópicos que podem gerar obstrução de via aérea ou dificuldade respiratória. Por exemplo, em laringectomias parciais ou cirurgias para ressecções de tumores de cavidade oral ou de orofaringe que geram edemas obstrutivos;
- Curativa: situações onde assegura a manutenção da via aérea, como nas obstruções laríngeas por neoplasias, estenoses laringotraqueais ou processos infecciosos que causam edema de glote;
- Paliativa: utilizada em paciente terminal, sem possibilidade de tratamento, com o intuito de promover conforto respiratório.

Quanto ao tempo apropriado para sua realização:

- Urgência: quando o paciente necessita de intervenção cirúrgica rápida, devido ao quadro de insuficiência respiratória, como na asfixia por corpo estranho glótico. Nesses momentos a indicação exata é a cricotireostomia, porém existem situações onde se deve dar preferência à traqueostomia devido ao risco de promover lesão iatrogênica na laringe, como é o caso das crianças, ou piorar uma lesão já existente, como no caso de trauma de laringe;
- Eletiva: realizadas em pacientes com via aérea controlada, já intubados. Ultimamente tem-se analisado qual deve ser a melhor época para a sua realização nos indivíduos em ventilação mecânica prolongada. (VIANNA *et al.* 2011)

INDICAÇÃO

A indicação da traqueostomia tem como objetivo primário servir como alternativa artificial e segura para a passagem do ar. As indicações para a realização da traqueostomia podem ser agrupadas da seguinte maneira:

- Intubações orotraqueais prolongadas;
- Manobra para liberar uma obstrução de via aérea;
- Higiene pulmonar;
- Pacientes com debilidade na musculatura respiratória por diminuir o espaço morto.
- Obstrução da via aérea (sendo esta a indicação mais eminente para a traqueostomia, onde várias situações devem ser consideradas como: processos inflamatórios da via aérea superior, tumores volumosos que obstruem o fluxo aéreo, traumatismos craniomaxilofaciais, traumatismos laringotraqueais, anomalias congênitas com obstrução da laringe ou traqueia, compressões extrínsecas de tumorações ou de lesões vasculares cervicais, paralisias bilaterais de pregas vocais, estenoses laringotraqueais, corpos estranhos laríngeos e ingestão e/ou aspiração de agentes químicos cáusticos ou ácidos). (VIANNA *et al.* 2011)

Existem também situações em que se indica a traqueostomia para evitar a obstrução da via aérea, como complemento a tratamentos cirúrgicos ou endoscópicos de tumores de cabeça e pescoço ou em traumas craniomaxilofaciais ou cervicais. Ela promove a permeabilidade da via aérea durante o procedimento cirúrgico e também no pós-operatório imediato, momento em que a alteração anatômica e o edema pós-cirúrgico podem promover dificuldade respiratória. No entanto, a mais comum indicação para realização da traqueostomia é a ventilação mecânica prolongada. Em uma revisão realizada em 2002, levantou-se que em 76% dos 1130 casos de traqueostomia avaliados, a indicação foi a necessidade de ventilação mecânica. (GOLDENBERG *et al.* 2002)

A preocupação com lesões traqueais e laríngeas tornou-se evidente em pacientes com intubação translaríngea prolongada. Recomenda-se que esta intubação seja convertida em traqueostomia o mais precoce, pois, a partir do décimo dia de intubação o índice de complicações aumenta significantemente, ao favorecer o aparecimento de processos inflamatórios laríngeos, granulomas, infecções locais, luxações e artroses de aritenoides, imobilidades de pregas vocais, estenoses glóticas e subglóticas, traqueomalácea e estenoses traqueais. Após o sexto dia de intubação translaríngea são detectadas lesões agudas na laringe em 100% dos casos. (WHITED *et al.* 1984)

Frequentemente a indicação da traqueostomia é entre sete e 14 dias, sendo realizada de forma eletiva quando a previsão da manutenção da ventilação mecânica é superior a duas semanas e após a falha do desmame, excluindo-se aqueles que requerem traqueostomia definitiva, também está indicada nos casos de obstrução das vias aéreas. A traqueostomia pode ser realizada para facilitar a limpeza brônquica nos pacientes com tosse ineficaz e grande quantidade de secreção e naqueles com disfunção neurológica e/ou laríngea. (MARSICO *et al.* 2011)

Basicamente, existem quatro situações que indicam a realização de traqueostomia: prevenção de lesões laringotraqueais pela intubação translaríngea prolongada; desobstrução da via aérea superior, em casos de tumores, corpo estranho ou infecção; acesso à via aérea inferior para aspiração e remoção de secreções; e aquisição de via aérea estável em paciente que necessita de suporte ventilatório prolongado. (VIANNA *et al.* 2011)

Geralmente, os tubos endotraqueais são mantidos quando a extubação esta prevista entre sete a dez dias. Atualmente, está bem estabelecido que os pacientes podem ser mantidos com tubos orotraqueais pelo menos durante 14 dias. A traqueostomia está indicada se após cinco-sete dias de intubação orotraqueal o paciente apresenta piora do estado hemodinâmico, falência respiratória e/ou multissistêmica. Na realidade, com frequência, a indicação é individualizada. (DURBIN *et al.* 2010)

TRAQUEOSTOMIA PRECOCE

Alguns estudos têm demonstrado que a traqueostomia indicada precocemente obtém-se resultados satisfatórios, pois auxilia no desmame da ventilação mecânica e diminui a incidência de infecções pulmonares pela facilidade da aspiração das vias aéreas, proporcionando maior conforto do paciente, maior mobilidade no leito e oportunidade para deambulação, além de facilitar a comunicação e a alimentação. (HOLTZMAN *et al*. 1989)

A traqueostomia precoce pode ser definida como a realizada em até 48 horas do início da ventilação mecânica. Em outros estudos também foi considerada aquela feita em até 13 dias. A sua realização baseada em aspectos clínicos subjetivos, transforma a decisão individual de cada serviço ou do próprio intensivista. Muito tem se estudado sobre estes procedimentos, anteriormente alternativos e atualmente habituais, principalmente em ambientes de UTI, seja quanto a sua indicação, condição técnica e complicações associadas. (PERFEITO *et al*. 2007)

É precocemente considerada nos pacientes que apresentam gravidade associada ao trauma craniano, doença respiratória prévia, trauma raquimedular e trauma maxilo-facial. Embora, atualmente sejam situações raras, a indicação consensual para a realização de traqueostomia imediata está restrita aos casos de lesões cervicofaciais e nas intubações difíceis após o fracasso das técnicas alternativas.

Especialmente em pacientes com lesões neurológicas graves, que comprometem o nível de consciência, a traqueostomia precoce pode ser benéfica. Frequentemente, a ventilação mecânica é mantida somente pela necessidade de intubação traqueal com o intuito de proteger a via respiratória. A substituição pela traqueostomia é capaz de garantir a proteção das vias aéreas e a suspensão da ventilação mecânica, diminuindo principalmente os riscos de pneumonia e abreviando o tempo de permanência na unidade de terapia intensiva. (ARABI *et al*. 2009)

Apesar de ser amplamente utilizada, não há consenso sobre o tempo ideal para a sua realização. Nos anos 80, era considerada precoce a realização de traqueostomia em 21 dias; hoje, o tempo médio do procedimento varia de 2-14 dias após a intubação orotraqueal. Geralmente, a traqueostomia precoce e tardia é definida como aquelas que são realizadas em 6-8 e em 13-15 dias de intubação, respectivamente. (KRISHNAN *et al.* 2005)

Algumas sociedades americanas sugerem que a traqueostomia deva ser sempre considerada para pacientes que necessitarão de ventilação mecânica prolongada, ou seja, por mais de 14 dias. Plummer, 2009; recomenda por definição que a traqueostomia precoce se dá em até 48 horas do início da ventilação mecânica sendo realizada em pacientes com previsão de permanecer por mais de 14 dias em ventilação mecânica reduzindo mortalidade, pneumonia associada à ventilação mecânica, tempo de internação em UTI e tempo de ventilação mecânica. Grau de evidência: B. (GOLDWASSE *et al.* 2007)

VANTAGENS E DESVANTAGENS DA TRAQUEOSTOMIA

Para alguns autores como iremos citar a seguir os benefícios com a conversão para uma traqueostomia são: menor taxa de autoextubação; melhor conforto para o paciente; possibilidade de comunicação; possibilidade de ingesta oral; melhor higiene oral e melhor manuseio pela enfermagem (GOLDWASSER *et al.* 2007)

Como resultado podemos listar através dos estudos de alguns autores as vantagens da traqueostomia obtidas em pacientes submetidos à ventilação mecânica e as desvantagens da traqueostomia que incluem: (PASINI *et al.* 2004; GOMES *et al.* 2002)

Vantagens

- Menor incidência de lesões na laringe em relação à intubação translaríngea prolongada;
- Facilitar a limpeza da árvore traqueobrônquica e a higiene oral;
- Diminuir a incidência de estenose subglótica;
- Abreviar e facilitar o desmame do respirador;
- Alimentação por via oral;
- Transferência precoce para a unidade intermediária;
- Propiciar maior conforto, facilitar a mobilização e a comunicação do paciente;
- Diminuição do trabalho respiratório;
- Melhora da aspiração das vias aéreas;
- Permitir a fonação;
- Permitir a alimentação por via oral;
- Menor necessidade de sedação;
- Redução do risco de pneumonia associada à ventilação mecânica;
- Diminuição do tempo de ventilação mecânica;
- Diminuição do tempo de internação em unidades de terapia intensiva;
- Redução da mortalidade;
- Conforto;
- Maior possibilidade de comunicação;
- Diminuição da resistência respiratória;
- Melhor manuseio da via aérea;
- Facilidade de aspiração de secreção pulmonar.

Desvantagens

- Deficiência no mecanismo de tosse e da umidificação do ar inspirado, favorecendo o acúmulo de secreções;

- Hemorragia;
- Infecção do estoma;
- Pneumotórax;
- Pneumomediastino;
- Enfisema subcutâneo;
- Pressão excessiva do balonete;
- Fasciíte necrotizante;
- Fístula traqueoesofágica;
- Úlcera traqueal.

A incidência de morbidades decorrentes da traqueostomia que varia de 4% a 10% e a mortalidade é menor que 1%, apontando como a complicação mais comum a hemorragia observada no pós-operatório imediato (3,7%), seguida pela obstrução da cânula por secreção (2,7%) e o deslocamento da cânula (1,5%). Neste estudo observamos que o autor estudo divide as complicações: intra-operatórias e pós-operatórias, sendo estas precoces ou tardias.

NAS INTRA-OPERATÓRIAS:

- Parada respiratória;
- Edema agudo de pulmão;
- Hemorragia de vasos tireoidianos ou cervicais;
- Broncoaspiração de sangue;
- Lesão do nervo laríngeo recorrente uni ou bilateralmente;
- Lesão de esôfago, com fístula traqueoesofágica;
- Pneumotórax (mais comum em crianças);
- Falso trajeto para o mediastino.

Nas Precoces (nos primeiros seis dias) são:

- Hemorragias ou formação de hematomas;
- Lesão de veia ou da tireoide;
- Infecção;
- Falso trajeto por deslocamento da cânula traqueal;
- Obstrução da cânula por rolhas ou secreção;
- Enfisema subcutâneo;
- Pneumomediastino.

E as complicações tardias, ocorridas após o sétimo dia de pós-operatório, são:

- Hemorragias: causadas pelo trauma direto da cânula em grandes vasos;
- Fístula traqueoesofágica;
- Estenose subglótica ou traqueal;
- Traqueomalácea;
- Fístula traqueocutânea (após a decanulação);
- Cicatriz hipertrófica (após a decanulação);
- Distúrbios de deglutição: ocorrem, pois a traqueostomia impede a adequada elevação vertical da laringe, dificultando a fisiologia da deglutição, provocando aspiração laringotraqueal e pneumonias aspirativas. (VIANNA *et al.* 2011)

Há também estudos que mostram benefícios da traqueostomia precoce em pacientes internados na UTI por complicações clínicas diversas. Um estudo marcante analisou 120 pacientes, divididos em dois grupos, comparando traqueostomia precoce e tardia. (12,19) Os pacientes submetidos à traqueostomia precoce tiveram menor taxa de pneumonia associada à ventilação mecânica, menor tempo de ventilação mecânica e menor tempo de internação na UTI. A taxa de mortalidade foi significativamente menor no grupo de traqueostomia precoce (31,7% vs. 61,7%). De fato, algumas séries na literatura médica mostram que os pacientes submetidos à traqueostomia precoce apresentaram redução do número de dias de internação em UTI e menor taxa de complicações clínicas, como pneumonia associada à ventilação mecânica. Além disso, foram relatadas algumas vantagens adicionais, como a redução no número de pacientes com úlceras de decúbito, trombose venosa profunda e infecção da corrente sanguínea por cateter venoso profundo, já que o tempo de permanência em unidades fechadas torna-se menor. Isso, porém, não foi confirmado em outros estudos. Observamos, na prática clínica, que a decisão do momento de realizar a traqueostomia é muitas vezes definida pelos profissionais que trabalham em unidades fechadas. A partir da análise desses dados, um grupo de autores aplicou questionários diários com uma escala visual analógica (de 1 a 10) em médicos intensivistas e considerou positivo para a predição de traqueostomia um escore > 8. Dos 75 pacientes estudados, 11 foram traqueostomizados. Logo, os autores concluíram que os intensivistas foram capazes de predizer o tempo de traqueostomia, tanto na fase precoce (aproximadamente dois dias de ventilação mecânica), quanto na tardia; parece claro que estimular os médicos em UTI a predizer ventilação mecânica prolongada traduz uma boa prática clínica e esse fato deve ser encorajado, pois, aproximadamente 70% das traqueostomias são decididas pela equipe da UTI, e esse número chega a 95% quando consideramos a decisão conjunta com equipes assistentes. (VIANNA *et al.* 2012)

São baixas as taxas de complicações da traqueostomia, observando que em 2862 pacientes a mortalidade variou de 0% a 0,3%, entretanto, os estudos relacionados ao momento ideal para indicar a traqueostomia, ainda suscitam controvérsias. Pela frequência com que a traqueostomia é realizada, as indicações, a técnica e as complicações devem ser do conhecimento de todos os médicos. (MARSICO; 2010; PRYOR *et al.* 2000)

Apesar das diversas vantagens atribuídas à traqueostomia em pacientes de UTI que necessitam de ventilação mecânica, verdadeiros benefícios e o momento ideal da confecção da traqueostomia permanecem controversos, ou seja, diversos estudos apontam que este procedimento seria capaz de reduzir a mortalidade dos pacientes internados em UTI, assim como a mortalidade hospitalar, mas quando realizada após 21 dias de intubação está associada à maior taxa de insucesso do desmame da ventilação mecânica, maior permanência na UTI e maior mortalidade. (SAKAE *et al*. 2010)

Em outro estudo randomizado onde foram avaliados 74 pacientes traumatizados submetidos à traqueostomia, após três e quatorze dias sob ventilação mecânica; observamos que nos dois grupos as alterações laringotraqueais foram semelhantes, uma das principais limitações do seu estudo foi a inclusão de pacientes com diferentes diagnósticos e indicações para o suporte ventilatório. (MARSICO; 2010)

Embora a maioria dos trabalhos que avaliam esse tema utilize amostras pequenas ou é retrospectiva, recentemente, um grupo de trabalho nos EUA, em suas últimas diretrizes, orientou a realização de traqueostomia precoce em pacientes com lesões neurológicas graves, com nível de recomendação II; além disso, concluíram que a traqueostomia precoce reduziu o número de dias em ventilação mecânica e o número de dias de internação em UTI e apesar disso, naquela publicação, não foi constatada diferença na mortalidade entre os grupos submetidos à traqueostomia precoce ou tardia. (MICHELE *et al*. 2009)

Geralmente, os tubos endotraqueais são mantidos quando a extubação está prevista entre sete a dez dias. Atualmente, está bem estabelecido que os pacientes podem ser mantidos com tubos orotraqueais pelo menos durante 14 dias. (MARSICO; 2010; DUNHAM *et al*. 2006)

Especificamente em pacientes com lesões neurológicas graves, que comprometem o nível de consciência, a realização precoce da traqueostomia pode ser benéfica, muitas vezes eles estão sob ventilação mecânica apenas pela necessidade de intubação traqueal para a proteção das vias aéreas, nesses casos, a traqueostomia pode garantir a proteção das vias aéreas e permitir o desmame ventilatório, evitando a exposição aos seus fatores de risco, sobretudo a pneumonia associada à ventilação mecânica, e proporcionando alta mais precoce da UTI. (BOUDERKA *et al*. 2004)

Apesar da realização de traqueostomias em grande número, nos pacientes sob ventilação mecânica, as indicações, o momento e a técnica operatória, ainda são controversas. Os principais questionamentos são: realização precoce ou tardia, a incidência de pneumonias, avaliação a longo prazo do desmame da ventilação mecânica e a duração do desmame. (MARSICO; 2010)

Em nosso meio, em um estudo retrospectivo com 28 pacientes neurocríticos com escore da escala de Glasgow menor que oito, concluiu-se que a mortalidade do grupo submetido à traqueostomia precoce foi menor quando comparada àquele com intubação translaríngea prolongada; porém, a incidência de pneumonia associada à ventilação mecânica tardia foi semelhante em ambos os grupos. Assim, em alguns subgrupos de pacientes críticos com doenças neurológicas graves, podemos observar uma tendência cada vez maior para a realização da traqueostomia precoce, em média, em dois-cinco dias de ventilação mecânica. Embora muitos trabalhos favoreçam a realização da traqueostomia precoce, ainda não há consenso definindo o tempo exato para a sua realização. Além disso, as variações na definição entre traqueostomia precoce e tardia contribuem para tornar essa discussão ainda mais complexa. (PINHEIRO *et al*. 2010)

Em um trabalho foi realizado uma revisão sistemática e a meta-análise de cinco ensaios randomizados, comparando traqueostomia precoce e tardia em pacientes no centro de tratamento intensivo, os mesmos verificaram que não houve diferença nas taxas de mortalidade e de pneumonia hospitalar. Contudo, a traqueostomia precoce foi associada a menos de 8,5 dias de ventilação mecânica e menos 15 dias de estada na unidade de cuidados intensivos, o que já não é demonstrado em outro trabalho similar, onde os pacientes traumatizados internados no centro de tratamento intensivo, não encontraram diferença na mortalidade, incidência de pneumonia, duração da ventilação mecânica e tempo de permanência na unidade de terapia intensiva. (MARSICO *et al*. 2010)

Em 2010 pode se conclui através de um estudo que a prática desse procedimento ainda é controversa, devido à inexistência de diretrizes para selecionar qual paciente se beneficiaria do procedimento, assim como o período ideal para sua realização. (SAKAE *et al.* 2010)

Essa conclusão também pode ser observada em outros trabalhos que demonstram que apesar das vantagens teóricas, poucos estudos foram conduzidos de forma adequada para se estabelecer o impacto da traqueostomia e do momento em que ela é realizada sobre a evolução dos pacientes, sugerindo em uma conferência de consenso em 1989, que, quando o suporte ventilatório é esperado por mais de 21 dias, a traqueostomia é preferível; entretanto, essa afirmativa reflete apenas a opinião de especialistas. (PINHEIRO *et al.* 2010)

Ao avaliar 62 pacientes com escala de Glasgow menor que oito, foram considerados a realização de traqueostomia no quarto ou quinto dia de ventilação mecânica e como resultados, foram obtidos uma menor duração do suporte ventilatório invasivo e menor proporção da taxa de pneumonia associada à ventilação mecânica e embora os resultados encontrados tenham sido estes, na análise estatística, não houve diferença na mortalidade entre os dois grupos. (BOUDERKA *et al.* 2004)

Em 2000 foi desenvolvido um estudo em que o objetivo primário da investigação era verificar a influência da traqueostomia realizada precocemente no tempo de desmame da ventilação mecânica em pacientes com traumatismo crânio encefálico grave internado em unidade de terapia intensiva geral; e, secundariamente, a sua influência no tempo de internação hospitalar e observou que a traqueostomia facilita a remoção de secreções pulmonares, diminui o desconforto do tubo orotraqueal e aumenta a mobilidade do paciente no leito, possibilitando a redução do tempo de ventilação artificial, da incidência de pneumonia e do tempo de internação hospitalar, mas, no entanto, embora comumente realizada, não há consenso na literatura quanto aos benefícios da traqueostomia nos pacientes com traumatismo crânio encefálico. (PASINI *et al.* 2007)

Outro estudo foi desenvolvido com o objetivo de estimar, em um centro único, a incidência, o perfil e a evolução dos pacientes submetidos à traqueostomia em relação ao período em que foi realizada; além de comparar o tempo de internação, de ventilação mecânica e a mortalidade, entre a traqueostomia precoce e a tardia, concluindo que na maioria das vezes a traqueostomia está indicada nos pacientes com tempo prolongado de ventilação mecânica, no manuseio dos portadores de desmame difícil da prótese ventilatória ou para facilitar a higiene das vias aéreas, oferecendo maior segurança e conforto para o paciente, permitindo a retirada do tubo traqueal e a diminuição da sedação durante a ventilação mecânica; mas que a prática deste procedimento ainda é controversa, devido a inexistência de diretrizes para selecionar qual paciente deve ser submetido a ela, assim como o período ideal para a sua realização e que estes fatores colaboram para que a sua realização seja baseada em aspectos clínicos subjetivos, transformando-a em decisão individual de cada serviço ou do próprio profissional responsável e que diversos estudos têm demonstrado que a traqueostomia precoce encontra-se associada à redução do tempo de ventilação mecânica, de internação na unidade de terapia intensiva e no hospital, quando comparada com a traqueostomia tardia. (ARANHA *et al.* 2007)

Em um trabalho de meta análise que demostrou que quanto antes se realizar a traqueostomia, mais cedo o paciente sai do respirador e consequentemente, a alta da unidade de terapia intensiva é mais precoce. (VIANNA *et al.* 2011)

No nosso meio outro estudo sobre o tema foi realizaco e demonstrou a preferência dos médicos pela realização da traqueostomia na segunda semana de ventilação mecânica e é interessante mencionar que nenhum dos coordenadores das unidades de terapia intensiva que foram entrevistados citou a primeira semana de ventilação mecânica como o tempo ideal para a realização do procedimento. (VIANNA *et al.* 2009)

Ressalta-se que há uma grande divergência nessa definição e na capacidade do médico em prever pacientes com possibilidade de ventilação mecânica prolongada, pois na maior parte dos ensaios clínicos controlados, analisou-se a relação de intubação prolongada com o surgimento de desfechos desfavoréveis em pacientes em unidade de terapia intensiva e tais desfechos são incidência aumentada de pneumonia associada à ventilação mecânica, uso excessivo de sedativos, desmame prolongado e aumento dos dias de internação em unidades fechadas. Em sua maioria, favorece-se a realização da traqueostomia em seis a dez dias de ventilação mecânica. Censos realizados em alguns países da Eurcpa mostraram que a maioria dos procedimentos é realizada na segunda semana de ventilação. (VIANNA *et al.* 2011)

Conclui se que a opção da traqueostomia é vantajosa em relação à intubação orotraqueal, pois facilita a alimentação do paciente, a aspiração de secreções da traqueia, bem como a mobilização dessas secreções, trazendo maior conforto, além de promover o retorno precoce da fala e facilitar a respiração, por diminuir o espaço morto e a resistência ao fluxo aéreo. (RICZ *et al.* 2011)

Por muito tempo não foi possível definir o papel da traqueostomia no desmame ventilatório e o momento certo de realizá-la. Nãc há uma regra geral em relação ao tempo que se deve realizar a traqueostomia e este procedimento deve ser individualizado. Embora haja alguma divergência de resultados, a traqueostomia diminui a resistência e o trabalho ventilatório, facilitando o desmame dos pacientes com alterações acentuadas da mecânica respiratória. A meta-análise publicada em 1998 deixou claro que não existia, até então, uma definição quanto ao momento mais adequado para indicar a traqueostomia, uma vez que os estudos eram discordantes, alguns não eram aleatórios na escolha dos pacientes e nenhum era duplo cego. Entretanto, recentemente, um estudo randomizado, envolvendo pacientes que presumivelmente permaneceriam intubados por mais que 14 dias (pacientes com doença neurológica de progressão lenta ou irreversível e/ou doença de via aérea superior), mostrou benefício em termos de mortalidade, incidência de pneumonia, tempo de internação na unidade de terapia intensiva e tempo de ventilação mecânica nos pacientes submetidos à traqueostomia precoce (nas primeiras 48h de intubação traqueal). Cabe salientar, entretanto, que este trabalho não deixa claro quais foram os critérios sugestivos de maior tempo de intubação traqueal e necessidade de ventilação mecânica. Também é importante enfatizar que, mantendo boas práticas em relação à insuflação do balonete, o tubo traqueal pode ser mantido por tempo superior a três semanas sem injúria laríngea ou traqueal. (GOLDWASSER *et al.* 2007)

Especialmente nas escolhas individuais, nem sempre é fácil prever a duração da ventilação mecânica, pois não existem critérios preditivos confiáveis. A grande variabilidade na escolha do momento ideal para a realização da traqueostomia pode ser explicada pelos diferentes critérios de inclusão dos pacientes nos estudos, as recomendações são imprecisas. Geralmente, é o médico assistente que define o momento da traqueostomia de acordo com a prática individual ou a rotina dos serviços.

Apesar das vantagens teóricas, são poucos e inconclusivos os estudos sobre a evolução dos pacientes para que se possa definir o impacto no prognóstico e o momento da realização da traqueostomia.

Embora, a indicação frequente de traqueostomia seja o maior conforto proporcionado, não existe avaliação do ponto de vista do paciente.

Portanto, podemos concluir que poucos são os estudos com metodologia adequada que avaliam o momento ideal para indicar a traqueostomia.

CRITÉRIOS DE ADMISSÃO E ALTA DE PACIENTES EM UTI

A Organização Mundial da Saúde (OMS) define hospital como um local que presta assistência por meio de uma equipe especializada e que possua no mínimo cinco leitos de internação. No Brasil, a Santa Casa de Santos, é a referência de hospital mais antiga do país, fundada em 1543 por Braz Cubas, e teve como objetivo a assistência gratuita de serviços de saúde.

O Ministério da Saúde (2018) mostra dados que no Brasil a quantidade média de leitos hospitalares é de 2,26 leitos para cada mil habitantes, enquanto a OMS recomenda que estejam disponíveis de 3 a 5 leitos para cada mil habitantes, mostrando para nós a deficiência encontrada no acesso a este tipo de atendimento especializado.

A pouca quantidade de leitos especializados em cuidados intensivos para atender a demanda de pacientes elegíveis em todo o mundo é um dos principais limitantes para admissões em unidades de terapia intensiva (UTI). Devido aos elevados custos despendidos com recursos de alta tecnologia, deve-se atentar para a necessidade de se ocupar tais leitos com pacientes em reais probabilidades de recuperação. A Sociedade Americana de Terapia Intensiva (SCCM) elaborou critérios para admissão da UTI, com a finalidade de priorizar, no processo de triagem, a internação dos pacientes que mais se beneficiarão do tratamento intensivo e para melhorar a locação dos recursos disponíveis. Sendo assim, os pacientes são divididos em quatro prioridades para internação, ou seja, prioridade 1 - pacientes graves, instáveis, que necessitam de tratamento intensivo e monitorização em UTI, até prioridade 4 - pacientes sem indicação de admissão em UTI, por estarem muito bem ou muito mal para se beneficiarem do tratamento na terapia intensiva (CALDEIRA et al., 2010).

MANUAL DE FISIOTERAPIA RESPIRATÓRIA

Dessa forma, faz-se necessário racionalizar uma conduta para admissão de pacientes em UTI, principalmente quando os leitos são escassos. Isso torna muitas vezes a escolha de pacientes direcionada aos mais graves com múltiplas disfunções e poucas possibilidades de tratamento, fato que limita a monitorização em pacientes com potenciais riscos que acabam sendo atendidos tardiamente em piores condições. Portanto, os critérios sugeridos pela SSCM podem auxiliar neste problema, pois são de fácil implementação e tem caráter mais objetivo aos utilizados na prática clínica, que habitualmente seguem o modelo por gravidade, estes muitas vezes se baseiam em cálculos matemáticos complexos ou em avaliações muito subjetivas (CALDEIRA *et al.*, 2010).

Os leitos de UTI devem corresponder de 6 a 10% da quantidade total de leitos do hospital, esses leitos podem ser em unidades de internação geral como os quartos e enfermarias, bem como em Unidades de Terapia Intensiva (UTI) que visa ao atendimento de doentes graves e que necessitam de um atendimento contínuo e com mais recursos disponíveis como os exames de imagem e os laboratoriais. Com a evolução dos hospitais permitiu a inserção de diferentes profissionais, a equipe multidisciplinar, que é fundamental para conseguir uma assistência integral à saúde do ser humano.

A equipe multiprofissional é composta por diferentes profissionais:

- Médico: responsável pela elaboração do diagnóstico clínico, do plano terapêutico e faz os encaminhamentos necessários aos outros profissionais.
- Fisioterapeuta: prestação de assistência preventiva e de reabilitação respiratória e motora.
- Enfermeiro: atuação administrativa e assistencial ao paciente crítico.
- Fonoauciólogo: avaliação e tratamento dos pacientes com suspeita de disfagia.
- Nutricionista: avalia e monitora a evolução nutricional do paciente e realiza os ajustes necessários da terapia nutricional.

CRITÉRIOS DE ADMISSÃO E ALTA DE PACIENTES EM UTI

- Psicólogo: oferece apoio à família, apoio emocional ao paciente, e à equipe multidisciplinar. Estes profissionais devem trabalhar de maneira interdisciplinar, ou seja, de maneira que os conhecimentos pertencentes de cada especialidade venham se ajuntar para que exista um único objetivo em comum mesmo com diversas intervenções terapêuticas. É fundamental que esta relação entre os profissionais seja estabelecida em prol da melhora do paciente e seja mediada pelos aspectos éticos e morais que regem a sociedade e cada profissão.

No organismo humano há diversos sistemas, temos alguns que são vitais, sem os quais não seria possível a manutenção da vida. O sistema respiratório e o cardiovascular têm essa importância, e juntamente com o sistema musculoesquelético são influenciados e comandados pelo sistema nervoso, funcionando, assim, como uma perfeita engrenagem. É por isso que as alterações em cada um desses sistemas terão repercussões a curto e longo prazo nos outros sistemas.

A avaliação fisioterapêutica é um dos pontos mais importantes do paciente crítico, conhecida como avaliação cinética funcional. Com essa avaliação a fisioterapia hospitalar, executará uma série de possibilidades de condutas.

A anamnese é a principal avaliação, para um bom levantamento de informações.

Devido ao caso crítico que muitos pacientes apresentam, nem sempre o paciente terá capacidade de relatar dados de sua história, sendo então indicado o levantamento da informação com os familiares e no prontuário. Muitos sintomas que os pacientes relatam, são inespecíficos para o médico determinar o diagnóstico clínico. Isso se dá por conta de que eles podem acontecer devido a problemas cardíacos, respiratórios e até mesmo renais, como é o caso da dispneia.

A dispneia é caracterizada pela sensação de falta de ar, comum nas doenças respiratórias e cardíacas. Ela pode surgir devido ao esforço respiratório por conta da hipoxemia (redução dos índices de oxigênio circulante no sangue arterial), aumento do esforço respiratório, seja pela redução do calibre das vias aéreas como também por redução da expansibilidade pulmonar.

A Escala de Glasgow – é uma escala utilizada para avaliar o nível de consciência de um indivíduo que não esteja utilizando drogas sedativas. Esta escala é muito usual no atendimento pré-hospitalar pelas equipes de atendimento de emergência. Nela são avaliadas três variáveis: abertura ocular, resposta verbal e motora. Cada um dos itens recebe uma pontuação, sendo o máximo 15 pontos e valores inferiores a 8, deve ser considerada a intubação devido ao quadro de rebaixamento do nível de consciência.

Já a Escala de Ramsay – esta escala também tem por objetivo avaliar o nível de consciência, porém indicada para pacientes que fazem uso de sedativos. São seis níveis de avaliação em que o nível 1 representa um paciente agitado e o nível 6 um paciente sem resposta, mesmo aos estímulos.

A escala de Borg – é a padronização da percepção subjetiva de esforço mais difundida e seu uso já foi proposto para garantir um esforço submáximo em portadores da síndrome da insuficiência cardíaca (SIC) (CARVALHO et al., 2005).

A Escala de Borg modificada, que classifica a sensação de desconforto respiratório de 0 a 10, no qual 0 não tem presença de desconforto respiratório e 10 é o desconforto máximo suportado. A tosse é um sintoma comum em doenças cardíacas e respiratórias, porém sua característica difere em alguns aspectos.

Quando se avalia a tosse de um paciente é importante identificar alguns pontos como:

- A tosse é eficaz? Exemplo: tem um fluxo expiratório, de expulsão, adequado? Ao avaliar esse aspecto conseguimos caracterizar a tosse como eficaz ou ineficaz.
- A tosse é produtiva? Exemplo: tem presença de secreção? Isso permite identificar se a tosse é seca ou produtiva. No caso de tosse produtiva é importante avaliar a característica da expectoração.
- Coloração: secreção purulenta é típica em quadros de infecção bacteriana, enquanto a secreção mucoide é comum em doenças de vias aéreas.

- Viscosidade: a espessura da secreção é outra característica que sugere uma secreção mais fluída e fácil de expectorar ou mais espessa e difícil de mobilizar.
- Quantidade: ela pode variar de pequena a grande quantidade de secreção.
- Odor: infecções por pseudomonas e klebsiella (podendo causar pneumonia ou meningite) comumente apresentam um odor fétido característico.
- Um sintoma característico de condição cardiovascular adversa é a dor torácica, amplamente relacionada com o infarto agudo do miocárdio, mas, ela pode ter outras causas, como, o refluxo gastroesofágico, afecções pleurais, alterações osteomusculares e até mesmo ansiedade.
- A dor torácica não pleurítica é caracterizada pela irradiação para o membro superior esquerdo e para a porção dorsal. Ela é típica do quadro de angina e necessita de atenção médica imediata.
- A febre é outro sintoma que reflete quadros infecciosos que pode ocorrer por diferentes agentes. A febre leva a um quadro hiperdinâmico, caracterizado pelo aumento do consumo de oxigênio pelo organismo e aumento da eliminação de gás carbônico, gerando uma sobrecarga cardiovascular e respiratória ao doente. É fundamental a investigação do foco infeccioso e do agente patogênico para que o tratamento seja eficiente.

Depois de ser realizada toda a anamnese devemos realizar o exame físico do paciente. Esse exame deve ser iniciado com a inspeção, no ambiente hospitalar alguns itens são importantes de serem observados:

- Se o paciente está com a respiração espontânea ou necessita de suporte ventilatório.
- Faz-se uso de suporte ventilatório, é invasivo ou não invasivo?
- Utiliza-se recurso de administração de oxigênio, faz uso de cateter central, cateter periférico, sonda nasogástrica, sonda vesical?

- Está corado?
- Como está sua expressão facial?
- Tem alguma incisão cirúrgica recente?
- Apresenta sinais de desconforto respiratório?
- Está orientado no tempo e no espaço?

Todas essas observações citadas acima são importantes de serem observados desde a entrada no quarto do paciente, pois com eles começamos uma boa avaliação. A próxima etapa de uma boa avaliação, cinético funcional do paciente internado consiste na avaliação dos sinais vitais. Deve-se avaliar:

- Temperatura: a oscilação da temperatura corporal pode gerar danos celulares, metabólicos e com isso, consequências clínicas, valores acima de 37,8 ºC são denominados como hipertermia ou hiperpirexia. Em casos de condições patológicas esse quadro se denomina febre, já valores inferiores a 35 ºC são chamados de hipotermia.
- Frequência Cardíaca (FC): a verificação do pulso periférico é comumente realizada com a palpação do pulso da artéria radial ou da carótida, ao realizar a palpação de uma artéria, é importante se atentar ao pulso, que à pressão sentida na ponta dos dedos e que deve ser contada durante um minuto. No indivíduo adulto o valor de normalidade se dá de 60 a 100 batimentos por minuto (bpm). Acima deste limite consideramos que o paciente apresenta taquicardia e abaixo, bradicardia. Além da verificação do pulso é importante perceber se o ritmo é regular ou irregular.
- Frequência respiratória (f): a frequência respiratória normalmente varia entre 12 a 20 respirações por minuto (rpm). Quadros que levam a frequência maior que 20 rpm são chamados de taquipneia, e frequência menor que 12 rpm, é denominado bradipneia. Para a identificação da frequência respiratória, é importante observar o ciclo respiratório por meio da expansão do tórax.
- Pressão Arterial (PA): podemos caracterizar a PA como a força que o sangue exerce sobre a parede vascular durante a sístole e a diástole cardíaca. A pressão exercida

na fase de sístole ventricular é denominada Pressão Arterial Sistólica (PAS), que corresponde ao ponto de maior pressão no sistema vascular, e o valor de normalidade deve ser menor ou igual a 120 mmHg, segundo as recomendações da 7ª Diretriz Brasileira de Hipertensão Arterial (2016). A Pressão Arterial Diastólica (PAD) é a pressão sanguínea exercida durante a diástole ventrcular e seu valor de normalidade deve ser menor ou igual a 80 mmHg. No primeiro som auscultado, denominado Som de Korotkoff caracteriza a PAS, enquanto no momento que o som é reduzido, caracteriza-se a PAD. Reforçamos que estes valores utilizados, referem-se a parâmetros de normalidade no indivíduo adulto.

- No ambiente de terapia intensiva esses parâmetros são monitorizados continuamente, pela monitorização multiparâmetros e se dá pela observação em monitor individual para cada paciente.

O paciente de UTI é um paciente complexo, além de fazer todas essas avaliações citadas acima, é fundamental acompanhar a evolução hemodinâmica, através do exame de gasometria arterial, e checar todos os parâmetros da ventilação mecânica não invasiva ou a ventilação mecânica invasiva, avaliar todos os sinais vitais.

Os critérios empregados para determinar à alta dos pacientes de UTI são amplos e bastante subjetivos, contribuindo para indicações indevidas e riscos para os pacientes.

O impacto dessas inconsistências é a alta antecipada da UTI para enfermarias, o que pode expor os pacientes a níveis inadequados de cuidados, resultando em mortes inesperadas ou em readmissões na UTI durante a mesma hospitalização.

As taxas de reinternação relatadas na literatura internacional variam de 0,9 a 19% com índices de mortalidade entre esses pacientes de 26 a 58%. Os pacientes readmitidos apresentam piora ou agravamentos de seu quadro inicial, aumentos de morbidade e morbimortalidade, tempo de permanência hospitalar e custos totais (ARAUJO *et al.*, 2013).

PAPEL DO FISIOTERAPEUTA NO AMBIENTE HOSPITALAR – ENFERMARIA

A atuação da fisioterapia respiratória brasileira possibilitou uma importante integração multiprofissional e interdisciplinar, a qual passou a exigir ainda mais estudos e aprimoramento dos fisioterapeutas para que estes pudessem atuar com maior respeito dos demais profissionais da equipe (SARMENTO, 2007).

A dedicação da fisioterapia ao paciente crítico teve seu início entre as décadas de 1940 e 1950, devido à crise de poliomelite, desde então sua afirmação como parte da assistência intensiva tem sido progressiva (NOZAWA *et al.*, 2008).

Entre 1973 e 1979, a fisioterapia teve seu reconhecimento e sua importância no ambiente hospitalar, especialmente com a fisioterapia respiratória, o que leva essa época ser a mais importante para a inserção da fisioterapia respiratória brasileira, com seu rápido crescimento na década seguinte, se tornou indispensável em todos os hospitais, passou definitivamente a compor também as equipes de terapia intensiva (SARMENTO, 2007).

Depois que o fisioterapeuta realiza a anamnese e faz a avaliação dos sinais vitais do paciente, sempre com muita precisão e cautela para que não passe nada despercebido, começa uma nova etapa de avaliação. Vale relembrar as referências dos sinais vitais de um adulto saudável que são:

- Temperatura entre 36,1° a 37,2°.
- Frequência cardíaca entre 60 a 100 bpm.
- Frequência respiratória entre 12 a 20 rpm.
- Pressão arterial sistólica, menor ou igual a 120 e pressão arterial diastólica menor ou igual a 80.
- Saturação de oxigenação maior que 95%.

A fisioterapia respiratória irá fazer a avaliação dos: padrão respiratório, ritmos respiratórios, expansão torácica, tipo de tórax, ausculta pulmonar, monitorização respiratória, força muscular respiratória, volume corrente e volume minuto, oxigenação, ventilação, monitorização hemodinâmica, pressão venosa central (PVC), cateter de Swan Ganz, Escala de Glasgow, Escala de Ramsay, Pressão intracraniana, avaliação das pupilas. Toda essa avaliação será explicada logo abaixo, para que os futuros fisioterapeutas tenham o conhecimento necessário para conduzir uma boa avaliação e traçar o melhor método de intervenção quando necessário, para que o paciente seja atendido por profissionais de competência em conjunto com a equipe multiprofissional, já que o ambiente hospitalar e na UTI o trabalho é feito em equipe, cada um na sua área, mas agindo em conjunto de forma interdisciplinar (todos tem o conhecimento da conduta do colega de profissão e sabe quais objetivos estão sendo traçados para que a melhora do paciente seja alcançada) e multiprofissional (são os profissionais que compõem a equipe, médicos, fisioterapeutas, enfermeiros, fonoaudiólogo, psicólogos, nutricionistas, anestesistas, assistente social).

O padrão respiratório é definido pelo movimento do compartimento toracoabdominal mais predominante durante o ciclo ventilatório, sua avaliação depende da observação do examinador. Os padrões mais comuns incluem:

- **Torácica:** mais comum em mulheres, é caracterizado pelo predomínio do movimento torácico.
- **Abdominal:** mais comum em homens, é caracterizado pelo predomínio do movimento abdominal.
- **Mista:** sugere desconforto respiratório agudo, é caracterizado pelo predomínio do movimento sincrônico entre tórax e abdome. Em condições patológicas é comumente encontrado o padrão paradoxal (movimento assincrônico entre tórax e abdome).
- Ritmos respiratórios correspondem ao tempo e à amplitude que um ciclo respiratório completo leva para acontecer, em condições fisiológicas a inspiração é mais curta do que a expiração. Em condições patológicas essa

proporção pode ser modificada e então podemos encontrar alguns dos ritmos citados a seguir:

» *Cheyne-Stokes:* é caracterizado por uma fase de apneia seguida por incursões respiratórias rápidas e profundas.
» *Biot:* apresenta uma apneia inicial seguida de inspirações e expirações sem uma sequência organizada.

- **Expansão torácica:** pode-se observar nesse teste a capacidade de expansão do tórax durante os ciclos respiratórios máximos. Essa verificação pode ser feita de maneira manual ou utilizando uma fita métrica, (chamamos o procedimento de cirtometria torácica). No caso da avaliação manual, espera-se que ocorra um afastamento maior do que dois cm, dos polegares do examinador. O examinador deverá avaliar em dois pontos anteriores (fúrcula esternal e processo xifoide) e um ponto posterior (processo espinhoso das vértebras torácicas inferiores). Na cirtometria torácica, passa-se a fita métrica no tórax para que esse valor venha ser medido. As condições que cursem com hipoventilação pulmonar ou com alterações da complacência torácica, podem apresentar resposta reduzida do teste de expansibilidade (MACHADO, M. G. R., 2008).

O tórax se modifica frente a situações crônicas que levam ao aumento do aprisionamento aéreo, bem como nas condições ortopédicas da coluna vertebral. Essa modificação pode prejudicar a capacidade de mobilização do diafragma por alterar a zona de aposição e induzir a quadro de hipoventilação pulmonar.

Os tipos de tórax mais comuns são:

- **Tonel:** aumento do diâmetro anteroposterior do tórax.
- **Pectus Carinatum**: protusão esternal.
- **Pectus Excavatum:** depressão esternal.
- **Cifoescolióticos:** associação de cifose e escoliose.

A ausculta pulmonar é um método simples e muito utilizado na prática fisioterapêutica, onde permite identificar áreas que possam ter alterações da ventilação, e outros achados patológicos, chamamos de ruídos adventícios. A ausculta precisa ser feita de maneira padronizada:

- Utilizando um estetoscópio que será posicionado diretamente no tórax desnudo do paciente.
- Solicite que o paciente realize a respiração por via oral.
- Para reduzir a chance de ruídos advindos das vias aéreas superiores.
- O estetoscópio deverá ser posicionado inicialmente na porção posterior do tórax.
- Seguir da parte superior para a porção inferior do tórax.
- Sempre deverá ser bilateral.

Ao realizar a ausculta, inicialmente vamos nos atentar em identificar o som induzido pela entrada e saída do ar do sistema respiratório, esse som é fisiológico e é denominado de Som Pulmonar (SP) ou Murmúrio Vesicular (MV), termo este que já está em desuso.

Em casos com condições de hipoventilação o Som Pulmonar (SP) pode estar reduzido e na hiperventilação pode estar aumentado. O segundo ponto a ser avaliado é se existe algum tipo de som patológico, denominamos Ruídos Adventícios, existem diferentes tipos de ruídos e cada um representa um determinado achado, podendo diagnosticar uma possível patologia respiratória.

Observação: essas informações devem ser passadas ao prontuário do paciente e descrito com detalhes onde se localiza cada um desses achados. Exemplo: paciente que apresenta hipoventilação nas bases pulmonares, além disso é identificada a presença de roncos na região do lobo médio do pulmão direito, podemos descrever da seguinte forma:

- Sons pulmonares reduzidos no terço inferior de ambos os hemitórax

- E com presença de roncos no terço médio do hemitórax direito.

As condutas direcionadas ao seu paciente serão com base de todos esses parâmetros estudados até aqui, porém o quadro clínico dele pode se modificar rapidamente e por isso precisamos monitorizar continuamente os nossos pacientes, sabendo realizar e interpretar os achados que nos são fornecidos.

São fundamentais a monitorização respiratória, durante todo o processo de internação, mesmo em pessoas que não têm distúrbios respiratórios, elas podem vir a desenvolver por estarem mais restritas ao leito e, também por estarem em um ambiente de risco biológico.

A força muscular respiratória é captada por meio de um teste de manovacuometria. Este teste determina a pressão inspiratória máxima (PImax) e a pressão expiratória máxima (PEmax), podendo fornecer informações a respeito da necessidade de intubação e, por outro lado, em situações nas quais o paciente permanece muito tempo em ventilação mecânica, ele pode vir a desenvolver uma fraqueza dessa musculatura e com isso ter mais dificuldade para desmamá-lo do ventilador e tossir, podendo contribuir para atelectasia e infecção respiratória.

Nos casos de instabilidade do quadro hemodinâmico e respiratório, é importante não realizar o teste. A PImax com valores maiores do que 30 cmH$_2$O está associado ao sucesso no processo de desmame ventilatório invasivo.

Volume corrente e Volume minuto – o teste de ventilometria é utilizado para determinar os valores de volume minuto. Para a verificação o paciente deverá ser posicionado na posição sentado, e na sequência conectar o ventilômetro na cânula orotraqueal ou na boca por meio de uma peça bucal, pedindo uma respiração tranquila durante um minuto, verificando o valor alcançado, ele define o valor do Volume Minuto (VM), simultaneamente a isso se deve contar quantos ciclos são realizados, o que define a frequência respiratória (f). Para definir o do volume corrente, devemos multiplicar o volume minuto pela frequência respiratória. O parâmetro de normalidade para o volume corrente ideal é definido pelo peso do paciente devendo levar em consideração o valor de 5 a 8 ml/Kg de peso, e para o volume minuto de 05 a 06 L/min.

A Oxigenação é monitorização de forma não invasiva, pode ser feita por meio de sinais de hipoxemia, como presença de cianose e coloração arroxeada, porém, mesmo com este sinal não sabemos a taxa de oxigênio no sangue.

Para isso podemos utilizar um oxímetro de pulso que permite verificar a saturação periférica de oxigênio (SpO2), valores acima de 95% são clinicamente aceitos.

Em casos em que o paciente apresente periferia fria e o local tem excesso de luminosidade, isso pode dificultar a leitura pelo sensor e não garantir um valor fidedigno. Nesses casos o fisioterapeuta pode solicitar o exame de gasometria arterial, onde o(a) enfermeiro(a) irá coletar o sangue arterial através do acesso na artéria braquial, com esse exame será possível obter os valores corretos dos ácidos básicos no sangue para assim traçar as condutas necessárias.

É fundamental a monitorização circulatória do sangue nos vasos sanguíneos conhecida como hemodinâmica para garantir que a função cardiovascular esteja corretamente mantida.

Para a realização de monitorização neurológica temos algumas escalas e avaliação clínica para identificar possíveis alterações do sistema nervoso central. A Escala de Glasgow é para avaliar o nível de consciência de um indivíduo que não esteja utilizando drogas sedativas. Esta escala é muito usual no atendimento pré-hospitalar pelas equipes de atendimento de emergência. Nelas são avaliadas: abertura ocular, resposta verbal e motora. Cada um dos itens recebe uma pontuação, sendo o máximo 15 pontos e valores inferiores a 8, deve ser considerada a intubação devido ao quadro de rebaixamento do nível de consciência.

A avaliação das pupilas frente a estímulos reflete o funcionamento de estruturas do sistema nervoso. As pupilas que reagem normalmente à luz são chamadas de isocóricas. Existem algumas alterações patológicas que devem ser observadas:

- **Miótica:** onde as duas pupilas encontram-se contraídas mesmo sem estímulo luminoso.
- **Anisocoria:** pupilas assimétricas, onde uma fica dilatada e a outra contraída.
- **Midriática**: ambas as pupilas dilatadas (pode indicar hipertensão craniana).

FISIOTERAPIA E O IMOBILISMO NO AMBIENTE HOSPITALAR

Um dos problemas ocasionados aos pacientes com longo período de internação intubados é a síndrome do imobilismo, apresentam perda de força muscular que acabam por trazer consequências graves ao sistema locomotor comprometendo a funcionalidade do paciente.

Quanto antes o paciente puder realizar atividades fora do leito, melhores serão as respostas clínicas e funcionais. Outros fatores como o uso de altas doses de corticoide, déficits nutricionais e doenças de causa infecciosa que cursa com inflamação sistêmica, como a sepse, são responsáveis por alterações no arranjo neuromuscular.

Devida a essa fraqueza muscular do paciente crítico, irá causar maior tempo de ventilação mecânica, de internação, piora da capacidade física e da qualidade de vida. A mobilização precoce, é uma das principais técnicas utilizadas pelo fisioterapeuta em pacientes acamados, é compreendida como uma atividade física, aquela que se utiliza de estratégias ativas para que os efeitos do imobilismo sejam amenizados (FELICIANO *et al.*, 2012).

É importante realizar a mobilização precoce nesses pacientes e como resultados teremos:

- Melhora da força muscular periférica e respiratória.
- Redução do tempo de ventilação mecânica.
- Redução da mortalidade.
- Melhora na funcionalidade.
- Melhora da qualidade de vida.
- Redução de custos hospitalares.

Para que esses resultados sejam atingidos, é necessário investigar previamente se o paciente não apresenta contraindicações que impeçam a prática, existem três grupos de análise para estabelecer os critérios de realização, são eles: os aspectos cardiovasculares, respiratório e neurológico. Quanto ao ponto de vista cardiovascular, é preciso se atentar à condição de estabilidade hemodinâmica, ausência de isquemia miocárdica e arritmia cardíaca, baixas doses de drogas vasoativas, ausência de cateter na artéria femoral. No aspecto respiratório, a avaliação dos parâmetros ajustados na ventilação mecânica, onde a FiO2 deverá estar menor que 0,6 e/ou PEEP menor que 10 cm H_2O e a saturação periférica de oxigênio maior que 88% são critérios para a prática de mobilização precoce. Para os critérios de avaliação neurológicos, deve-se avaliar o nível de consciência e a normalidade da pressão intracraniana são os principais pontos de avaliação. Depois de realizada a identificação dos itens citados acima, a segurança do paciente está sendo resguardada.

Segue alguns recursos que podem ser aplicados em pacientes críticos, para combater os efeitos da inatividade funcional:

- Cinesioterápicos clássicos.
- Uso de halter.
- Caneleira.
- Faixas elásticas.
- Bola.
- Eletroestimulação neuromuscular.
- O uso de videogame aplicado à reabilitação (mais recentemente).

Outros recursos muito utilizados serão citados abaixo:

A mobilização dos pacientes críticos restritos ao leito, associada a um posicionamento preventivo de contraturas articulares na UTI, pode ser considerada um mecanismo de reabilitação precoce com importantes efeitos acerca das várias etapas do transporte de oxigênio, procurando manter a força muscular e a mobilidade articular, e melhorando a função pulmonar e o desempenho do sistema respiratório. Tudo isso poderá facilitar o desmame da VM, reduzir o tempo de permanência na UTI e, consequentemente, a permanência hospitalar, além de promover melhora na qualidade de vida após a alta hospitalar (DANTAS *et al.*, 2012).

O ortostatismo passivo e ativo pode ser assumido de maneira ativa no caso de pacientes com grau de força muscular suficiente para manter a postura, e em pacientes colaborativos. Mas em situações em que o paciente não apresenta essas condições, o ortostatismo passivo poderá ocorrer utilizando-se de prancha ortostática, é uma alternativa importante, os benefícios da adoção da postura em pé é proporcionar aumento dos volumes pulmonares, da expansibilidade torácica, melhora da relação ventilação-perfusão, se estendem às condições musculoesqueléticas, gerando descarga de peso nos membros inferiores e prevenção de atrofia muscular.

Recomenda-se que a inclinação da prancha seja gradual e que se monitorize a pressão arterial e frequência cardíaca. Na presença de eventos indesejáveis como hipotensão e hipoxemia, é recomendada a interrupção no momento, podendo ser iniciada uma nova tentativa após a estabilização do quadro. O tempo médio de uso da posição ortostática é de 30 minutos por período, em alguns casos o que faz muitos profissionais não utilizarem a prancha ortostática é a pouca disponibilidade em hospitais e a dificuldade de transferência do paciente do leito para a prancha, porém, isso não pode ser impedidor da prática.

O cicloergômetro é uma bicicleta estacionária que permite a realização de exercícios passivos, como no caso da movimentação passiva contínua (MPC) e também ativos, pode ser trabalhado tanto para membros inferiores como para membros superiores.

No ambiente hospitalar, os protocolos geralmente são voltados para o treinamento de membros inferiores, antes de iniciar o treinamento, é importante posicionar o paciente de maneira que não ocorra desvantagem ou sobrecarga mecânica nas áreas articulares.

Quando trabalhado de forma ativa, geralmente priorizam-se séries de cinco minutos, podendo ser aplicado mais de uma vez ao longo do dia. Já no caso da MPC, o objetivo é realizar um total de até três horas diárias de movimentação, devendo ser fracionada em três atendimentos no dia. Independente de se utilizar exercício do tipo passivo ou ativo é importante a monitorização cont'nua dos sinais vitais.

A deambulação é uma das tarefas funcionais mais complexas que o ser humano executa e ela pode ser prejudicada pela redução da massa muscular, por isso incentiva-se a deambulação precoce na UTI. Podemos deambular com pacientes em respiração espontânea bem como com os que dependem de ventilação mecânica.

Ao deambular com um paciente que faz uso de ventilação mecânica ou oxigênio, é necessário organizar a distribuição de tarefas entre a equipe de reabilitação que irá acompanhar o treinamento, pois é preciso transportar o ventilador e/ou o cilindro de oxigênio e prevenir que a extubação acidental aconteça.

Geralmente trabalha-se por curtos períodos e com velocidade estipulada pelo paciente até que os ganhos sejam mais efetivos e possibilite um treinamento mais prolongado, porém todos os dias deve se realizar a deambulação. O treino de deambulação promove ganho de força muscular, manutenção de condicionamento cardiorrespiratório e maior habilidade funcional na alta hospitalar.

É importante que o fisioterapeuta trabalhe de maneira planejada, ou seja, evoluindo os atendimentos de exercícios no leito até a fase final da deambulação ser atingida. Apesar de se incentivar a retirada do leito durante a fisioterapia na UTI, é importante lembrar que no restante do dia o paciente passará um bom tempo em repouso, por isso a escolha do posicionamento no leito ou numa poltrona é fundamental para também otimizar a função respiratória, como a mobilidade da caixa torácica, da ventilação pulmonar, do transporte mucociliar e até mesmo na redução do esforço respiratório.

A mudança da postura influencia a funcionalidade, mas também as respostas cardiovasculares, respiratória e de pressão cutânea, logo, ela deve ser aplicada a fim de beneficiar a condição clínica do paciente (FELICIANO *et al.*, 2012).

A posição em Decúbito Dorsal (DD) é a mais utilizada no ambiente hospitalar e ela ocasiona menor ventilação na região das bases pulmonar, favorecendo o aparecimento de atelectasia, além de aumentar o trabalho respiratório, a perfusão tende a ser maior na região posterior do tórax do que na porção anterior.

Ao adotar a postura sentada, ocorre uma otimização da ação mecânica do diafragma com isso, a ventilação dos alvéolos do ápice pulmonar é maior do que os alvéolos da base, já a perfusão encontra-se aumentada nas bases.

Na postura em Decúbito Lateral (DL), o pulmão que fica na região dependente, ou seja, o que fica em contato com a maca, apresenta vantagem mecânica do diafragma, pois as vísceras abdominais tendem a empurrar o diafragma em direção cefálica, por outro lado, a região não dependente (oposta ao contato com a maca), tem maior capacidade de expansão torácica e ventilação. A perfusão em DL também é maior no pulmão dependente.

Paciente em respiração espontânea que apresenta uma área de atelectasia no pulmão direito, pode se utilizar o posicionamento a favor da melhora da ventilação local, podemos colocá-lo em decúbito lateral esquerdo, o que favorece a ventilação. Caso estivéssemos tratando um paciente que apresenta paresia da hemicúpula diafragmática direita e também encontra se em respiração espontânea, poderíamos sugerir a adoção do decúbito dependente (lado direito para baixo), o que traria maior vantagem para a ação do diafragma. Com base nisso, podemos dizer que não existe uma única posição eficiente, mas a escolha deve ser priorizada conforme a característica clínica do paciente e incentivando a variação dessa postura, principalmente em pacientes sedados que não são capazes de mudança voluntária da posição.

Durante o posicionamento do paciente, devemos priorizar a segurança na execução, por isso é recomendado que essas transferências sejam feitas com no mínimo duas pessoas. Um aspecto que precisamos lembrar antes de iniciar a transferência é que a mudança do decúbito dorsal para a postura em pé pode gerar hipotensão postural, que se caracteriza pela queda de pelo menos 20 mmHg da PAS (pressão arterial sistólica) e/ou 10 mmHg da PAD (pressão arterial diastólica), geralmente vem associada com sinais de síncope.

Um dos fatores responsáveis por queda no ambiente hospitalar é a hipotensão ortostática, por isso a transição da postura deitada para sentada deve ser lenta e gradual além de se atentar aos sinais como sudorese, redução do campo de visão e palidez. Na presença desses sinais e sintomas, deve-se retornar o paciente para a postura deitada e aguardar até a estabilização do paciente. No caso do posicionamento no leito e na poltrona, é recomendada a utilização de coxins e cintos de segurança para evitar acidentes (quedas).

Um problema frequente em pacientes ventilados mecanicamente e pode contribuir para aumentar o tempo de internação hospitalar e o aparecimento de fraqueza na musculatura respiratória e periférica, prejudicando assim as suas funções e a qualidade de vida é a imobilidade.

A fraqueza generalizada é uma complicação comum em pacientes internados em unidade de terapia intensiva (UTI). Com uma incidência de aproximadamente 30% a 60% dos pacientes internados na UTI. Diversos fatores podem contribuir essa condição, dentre eles destacamos a ventilação mecânica (VM) e a imobilidade prolongada que aumenta o índice de mortalidade, complicações e o tempo de internação interferindo na vida do paciente até anos depois de sua alta hospitalar.

Na UTI o paciente crítico pode ter deficiências motoras graves, a mobilização precoce e o posicionamento adequado no leito podem significar uma oportunidade única de interação do paciente com o meio ambiente, devendo ser consideradas como fontes de estimulação sensório-motora, e meio de prevenção de complicações secundárias à imobilização. A mobilização precoce reduz o tempo para desmame da VM e auxilia na recuperação funcional, sendo realizada através de atividades terapêuticas progressivas, tais como exercícios motores no leito, sedestação a beira do leito, transferência para a cadeira, ortostatismo e deambulação.

É uma intervenção simples em pacientes com instabilidade neurológica e cardiorrespiratória, adiar o início dos exercícios apenas colabora para intensificar o déficit funcional do paciente porque a função física e o estado de saúde geral são aprimorados através da realização de exercícios que podem prevenir perdas e debilidades funcionais. A intervenção precoce é necessária para prevenir tanto problemas físicos como psíquicos e evita a hospitalização prolongada assim como os riscos associados a imobilização. Embora existam poucos estudos sobre a mobilização em pacientes internados na UTI, o benefício terapêutico vem comprovando a real necessidade de uma intervenção cinesioterapêutica precoce, a fim de evitar deficiências e abreviar a alta hospitalar.

A imobilização do paciente crítico tem como consequências o aumento do tempo de internamento, dos custos hospitalares, maior dependência nas atividades de vida diária (AVD's), necessidade de apoio familiar e maior tempo de recuperação após a alta hospitalar (FELICIANO *et al.*, 2012).

De forma geral, a prática de exercícios preventivos ou terapêuticos tanto em pacientes críticos hospitalizados como em pacientes com comorbidades, contemplam atividades aeróbias e resistidas, preferencialmente somadas às atividades físicas do cotidiano (COELHO; BURINI, 2009). O uso da mobilização precoce em pacientes em UTI é uma conduta eficaz e positiva, para um bom prognóstico do paciente.

AVALIAÇÃO E TRATAMENTO FISIOTERAPÊUTICO PRÉ-OPERATÓRIO E PÓS-OPERATÓRIO

Para se obter uma boa avaliação pré-operatória em primeiro lugar é conversar com o paciente, de uma forma amigável deixando mais tranquilo possível, fazer a anamnese, colher a história da doença. Todos esses relatados que o paciente irá fornecer chamaremos de sintomas. Os sintomas são exatamente como os pacientes percebem as alterações patológicas, o que ele está sentindo.

O paciente tem que perceber que você não está ali somente para uma conversa informal, mas que você está ali para adquirir informações que vão ser importantes, para conduzir os próximos passos das suas atuações como fisioterapeuta. Além de confirmar dados pessoais que já estejam disponíveis no prontuário do paciente, como nome, idade e data de nascimento. Avaliar os sinais vitais: PA, FC, FR, SO2 e temperatura, isso é só o começo, em seguida serão feitas outras avaliações necessárias em pacientes cardiopatas, pneumopatas, interpretar os exames complementares: hemograma, eletrocardiograma, raio X de tórax, angiografia.

Todos esses conhecimentos são necessários para se obter uma boa avaliação pré-operatória e pós-operatória.

Durante a conversa com o paciente o fisioterapeuta irá saber quando esses sintomas começaram, qual é a sua gravidade, em que situações pioram ou melhoram e a frequência que eles ocorrem.

Para avaliação dos sintomas da cardiopatia, deve-se atentar aos principais relatos dos pacientes podem ser: a dispneia, a dor precordial ou angina, as palpitações, o edema e a diminuição da capacidade de executar atividades da vida diária.

Dispneia: os pacientes relatam que sentem uma dificuldade em respirar ou como a sensação de que ele não consegue "puxar" (inspirar) a quantidade de ar de que necessita. Alguns pacientes podem sentir dispneia somente quando precisam caminhar por longas distâncias ou quando caminham em velocidade alta, outros pacientes podem sentir dispneia mesmo estando em repouso, sentados, sem realizar nenhuma atividade (nesses casos são mais graves). Outras formas da dispneia aparecer são em algumas posturas específicas, exemplo:

Ortopneia quando a dispneia aparece somente quando o sujeito adota a posição horizontal (deitado).

Platipneia pacientes que sentem dispneia quando assumem a posição sentada ou em pé (posição vertical).

Paroxística noturna: acontecer com pacientes que sentem dispneia algumas horas após iniciarem o sono, eles acordam bruscamente sem que haja um fator causal claro.

Observação à dispneia paroxística noturna não pode ser confundida com apneia obstrutiva do sono. Como a dispneia é um sintoma relatado pelo paciente, ela pode ser medida em uma escala simples de zero a dez, em que zero vai representar nenhuma falta de ar, e dez a maior falta de ar que a pessoa já sentiu ou imagina sentir na vida.

Os sinais físicos são os detalhes que nós conseguimos enxergar quando observamos nossos pacientes. Os principais deles são:

Cianose: quando a pele ou as mucosas adquirem uma coloração azulada. É um sinal de suspeita de hipoxemia.

Pulso arterial: a palpação do pulso arterial deve ser feita para, além de verificar a frequência, verificar também a amplitude e o ritmo, permite saber a amplitude do pulso nas extremidades do corpo, por exemplo, próximo à mão, na região anterior do punho, pela palpação da artéria radial, permite saber se o sangue que está sendo bombeado pelo coração está chegando também às extremidades do corpo.

Ausculta cardíaca: os sons da ausculta cardíaca são produzidos, principalmente, pelo fechamento das válvulas presentes no coração, tanto pelas válvulas atrioventriculares quanto pelas semilunares, sendo que a primeira bulha é causada pelo fechamento das válvulas atrioventriculares (mitral e tricúspide), e a segunda bulha, pelo fechamento das semilunares (aórtica e pulmonar). Uma terceira bulha ainda pode ser ouvida em alguns casos, ela seria produzida pelo enchimento ventricular posterior a uma sístole. Outros ruídos podem ainda ocorrer em consequência do inadequado funcionamento das estruturas cardíacas, estes seriam os sopros, o estalido de abertura da mitral e o atrito pericárdico.

Alteração da pressão arterial: a pressão arterial é determinada pela interação da força da contração do ventrículo esquerdo, da resistência dos vasos que compõem o sistema circulatório e da quantidade de sangue circulante. É considerado normal quando a pressão sistólica está entre 110 mmHg e 140 mmHg e a diastólica entre 70 mmHg e 90 mmHg ao repouso. A baixa pressão arterial, entre outros motivos, pode também ser causada pela falta de força de contração do coração, podendo levar a casos de síncope. Por outro lado, o aumento da pressão arterial pode ser causado por um aumento da resistência vascular e pode exigir o aumento do trabalho cardíaco.

A fisioterapia pré-operatória em cirurgia cardíaca inclui, avaliação funcional, orientação dos procedimentos a serem realizados e a relação destes com a capacidade respiratória para recuperação do paciente, além de verificar possíveis riscos de complicações respiratórias no pós-operatório.

A fisioterapia respiratória pré-operatória utiliza a técnica do treinamento muscular inspiratório em pacientes de alto risco para cirurgia eletiva de RM é capaz de reduzir o risco de complicações pulmonares, pois melhora a força e o *endurance* dos músculos respiratórios. Assim, o benefício obtido pela diminuição das complicações pulmonares de maior impacto sustenta a indicação de treinamento muscular inspiratório no pré-operatório de cirurgia eletiva de RM em pacientes de alto risco (CAVENAGHI; FERREIRA; MARINO; LAMARI, 2011).

Tendo em vista o quadro de disfunção pulmonar associado à Cirurgia Cardíaca e suas possíveis repercussões, torna-se fundamental melhor entendimento e maior investigação a respeito dos recursos disponíveis na atualidade para reverter tal quadro. Dentro deste contexto, a fisioterapia respiratória tem sido cada vez mais requisitada, já que utiliza técnicas capazes de melhorar a mecânica respiratória, a reexpansão pulmonar e a higiene brônquica.

Pacientes submetidos à Cirurgia cardíaca desenvolvem, em sua maioria, disfunção pulmonar pós-operatória (PO) com redução importante dos volumes pulmonares, prejuízos na mecânica respiratória, diminuição na complacência pulmonar e aumento do trabalho respiratório. A redução dos volumes e capacidades pulmonares contribui para alterações nas trocas gasosas, resultando em hipoxemia e diminuição na capacidade de difusão.

Atelectasia e hipoxemia encontram-se entre as principais complicações pulmonares no pós-operatório de Cirurgia Cardíaca, porém, outras complicações como, tosse seca ou produtiva, dispneia, broncoespasmo, hipercapnia, derrame pleural, pneumonia, pneumotórax, reintubação e insuficiência ventilatória também são observadas.

Durante a avaliação pré-operatória um teste importante para ser feito é o teste de manovacuometria, para determinar a força muscular respiratória, esse teste determina a pressão inspiratória máxima (PImáx) e a pressão expiratória máxima (PEmáx). Os resultados obtidos fornecem informações a respeito da necessidade de intubação e, por outro lado, em situações nas quais o paciente permanece muito tempo em ventilação mecânica, ele pode vir a desenvolver uma fraqueza dessa musculatura e com isso ter mais dificuldade para desmamá-lo do ventilador e tossir, podendo contribuir para atelectasia e infecção respiratória. Em casos de instabilidade do quadro hemodinâmico e respiratório, é importante não realizar o teste.

Para a avaliação da função respiratória, pode ser dividida em: inspeção, verificando o padrão ventilatório, tipo de tórax e possíveis deformidades, se faz uso de recurso de oxigeno-terapia ou de ventilação mecânica invasiva ou não invasiva, avaliação da frequência respiratória e da saturação periférica de oxigênio. E exame físico de tórax, verificando a expansibilidade torácica, ausculta pulmonar. Em paciente em ventilação mecânica é importante avaliar a ventilometria, a força muscular respiratória e o índice de oxigenação.

Saber interpretar o exame de hemograma é muito importante para a compreensão de diversos diagnósticos. Vamos relembrar um pouco sobre a composição do sangue:

Eritrócitos, representam cerca de 45 a 50% das células presentes no sangue e são denominadas de série vermelha, têm papel de transporte de oxigênio e gás carbônico quando ligados à hemoglobina.

Leucócitos: representa até 1% das células do sangue e são denominados de série branca, têm a função de defesa do organismo a agentes agressores. Eles se dividem em 5 classes histológicas sendo; neutrófilos, eosinófilos, basófilos, linfócitos e monócitos. As três primeiras células, são agentes de resposta rápida e as duas últimas são de resposta crônica, porém são mais potentes.

Plaquetas: apresentam o papel de coagulação sanguínea na fase primária da coagulação, existem valores de recomendação que se diversificam para os diferentes sexos e a idade. A tabela a seguir refere a parâmetros para adultos.

O exame de gasometria arterial é usado para analisar se o organismo apresenta ou não um equilíbrio ácido básico do sangue arterial por meio do estudo de alguns elementos como o potencial hidrogeniônico (pH), pressão arterial de gás carbônico ($PaCO_2$), pressão arterial de oxigênio (PaO_2), bicarbonato (HCO3), excesso de base (BE), saturação arterial de oxigênio ($SatO_2$).

O eletrocardiograma é um exame para avaliação cardiológica de baixo custo, de alta disponibilidade nos hospitais e não invasivo, muito útil na identificação de eventos passados e do seu acompanhamento, mas não são preditores ara eventos cardiovasculares futuros, pois ele representa por meio de um traçado o que ocorre na fibra muscular cardíaca. A atividade elétrica cardíaca é originária da ativação do sistema de Purkinje que através do estímulo do Nó Sinusal, se propaga pelas fibras intermodais até o Nó Atrioventricular e então se ramifica em dois para estimular o lado direito e esquerdo do coração através dos Feixes de His e Fibras de Purkinje e então ocorre a contração do ápice e sequencialmente da base cardíaca, a qual chamamos de despolarização.

Para a interpretação da radiografia de tórax é importante que se avalie numa sequência as partes moles, seguida pelas partes ósseas, pulmão e diafragma e por último a área cardíaca, identificando os aspectos anatômicos. Observe a imagem abaixo e as estruturas anatômicas:

Para avaliação em paciente pneumopata, é preciso atentar a alguns sintomas que são causados por alterações do sistema respiratório. Os sintomas respiratórios são: dispneia, tosse, secreção, hemoptise e sensação de dor no tórax.

- A ausculta pulmonar é descrita assim: ausculta pulmonar, murmúrio vesicular presente, simétrico e sem ruídos adventícios, este é o caso da ausculta realizada em condições de vias aéreas funcionando normalmente, sem alterações.
- Murmúrio é o nome do barulho que o som faz quando passa pelas vias aéreas. Murmúrio vesicular presente significa que se pode ouvir o som que está passando nas áreas periféricas do pulmão, o murmúrio ainda pode ser chamado de broncovesicular, quando se ausculta ao redor da parte superior do externo, e de murmúrio traqueal, quando se ausculta sobre a traqueia.
- Simétrico significa que ele está do mesmo jeito do lado esquerdo e do lado direito. Em casos de atelectasia, por exemplo, podem diminuir o murmúrio vesicular na região colapsada, nesses casos se descreveria que o murmúrio vesicular está diminuído, acompanhado pela região de diminuição (exemplo, ausculta pulmonar: murmúrio vesicular presente, porém, diminuído em base esquerda).

- Ruídos adventícios são os sons que não são normais da via aérea. Os ruídos adventícios são causados, por exemplo, por acúmulo de secreção, broncoespasmos e atelectasias.

RECURSOS TERAPÊUTICOS UTILIZADOS NA FASE PRÉ-OPERATÓRIA E PÓS-OPERATÓRIA

A Fisioterapia no período pré-operatório atua por meio de inúmeras técnicas, entre as quais, pode-se destacar: a espirometria de incentivo, exercícios de respiração profunda, tosse, treinamento muscular inspiratório, deambulação precoce e orientações fisioterapêuticas (CAVENAGHI; FERREIRA; MARINO; LAMARI, 2011).

Enquanto que no pós-operatório, tem como objetivo o tratamento das complicações pulmonares instaladas, realizado por meio de manobras, fisioterapêuticas e dispositivos respiratórios não invasivos, visando melhorar a mecânica respiratória, a reexpansão pulmonar e a higiene brônquica. Alguns recursos podem ser utilizados para realizar a fisioterapia respiratória no pós-operatório de cirurgia cardíaca, tais como manobras fisioterapêuticas, pressão positiva contínua, pressão aérea positiva de dois níveis, pressão expiratória, respiração intermitente com pressão positiva e incentivador respiratório, que são seguros, fáceis de aplicar e podem ser utilizados durante todo período pós-operatório. Existem diferenças técnicas entre esses recursos, pois cada um tem uma ação específica para a recuperação da função pulmonar e da mecânica respiratória (CAVENAGHI; FERREIRA; MARINO; LAMARI, 2011).

A fisioterapia respiratória é frequentemente utilizada na prevenção e tratamento de complicações pós-operatórias como: retenção de secreções, atelectasias e pneumonia. A duração e frequência da fisioterapia respiratória para pacientes cirúrgicos são variadas, dependendo das necessidades individuais, preferência terapêutica e prática institucional.

A espirometria, também é conhecida como prova de função pulmonar que mede pelo ar inalado e exalado pelos pulmões, dentre outros, os seguintes volumes e capacidades pulmonares: capacidade vital forçada (CVF); volume expiratório forçado no primeiro segundo (VEF1); fluxo expiratório forçado entre 25% e 75% da CVF (FEF 25%-75%); relação VEF1/CVF e pico de fluxo expiratório (PFE). Tem por finalidade detectar a presença ou ausência de disfunção pulmonar, avaliar a evolução clínica de uma pneumopatia e parametrizar recursos terapêuticos por meio de testes pré e pós-intervenção terapêutica, avaliar o risco cirúrgico, direcionar condutas em pacientes cardiopatas (NETO; MAIA; CHEFER, 2016).

A terapia de reexpansão pulmonar é uma abordagem fisioterapêutica que visa aumentar os volumes pulmonares e é particularmente importante em situações de alterações na expansibilidade pulmonar que frequentemente ocorrem no pósoperatório de cirurgias torácicas e abdominais, visto que essas cirurgias estão intimamente relacionadas com um maior risco de atelectasias, alteração da relação ventilação-perfusão e hipoxemia pós-operatórias. A terapia de reexpansão pulmonar utiliza técnicas e/ou instrumentos que incentivam o paciente a inspirar profundamente. Tem como base os exercícios respiratórios, a espirometria de incentivo e estratégias que visam melhorar o padrão respiratório do paciente ao aumentar o volume pulmonar, diminuir o trabalho respiratório, redistribuir e aumentar a eficácia da ventilação pulmonar bem como melhorar as trocas gasosas e a eficiência de contração dos músculos respiratórios (LUSTOSA; OLIVEIRA, 2013).

Veremos a seguir, mais detalhadamente os recursos terapêuticos utilizados nas fases de pré e pós-operatório.

- Reexpansão pulmonar: Apesar de existirem diferentes técnicas para a promoção da reexpansão pulmonar, todas elas têm como base o mesmo princípio: o aumento da diferença entre a pressão alveolar (Palv) e a pressão pleural (PPL). Essa diferença é denominada de pressão transpulmonar (PP).

- A espirometria de incentivo tem algumas indicações que são: presença de atelectasia pulmonar; presença de condições que possam aumentar os riscos do desenvolvimento de atelectasia pulmonar (cirurgia abdominal alta, cirurgia torácica); presença de doenças pulmonares restritivas e também doenças que possam causar disfunção diafragmática (quadriplegia). Pode ser realizada por aparelhos guiados a volume ou a fluxo. Esses dispositivos são compostos por uma peça bucal, que é acoplado à boca do paciente durante a realização do exercício, um tubo de respiração, que vai conectar o bucal ao aparelho propriamente dito, uma peça que pode, por exemplo, ser feita de plástico, e um indicador, que vai mostrar o volume ou o fluxo inspirado pelo paciente. O fisioterapeuta vai acompanhar, orientar e supervisionar o uso para que, com a evolução da terapia, o paciente consiga aumentar a quantidade de ar inspirado, de forma correta: inspirando até o volume ou fluxo alvo previamente estipulado e realizando uma pausa inspiratória com duração de 5 a 10 segundos antes da expiração. O fisioterapeuta precisa garantir que o volume inspirado está sendo direcionado para a área atelectasiada, para assim garantir que a reexpansão da área colapsada aconteça. Os benefícios que podem ser atingidos com a espirometria de incentivo são a diminuição da frequência respiratória, o desaparecimento de ruídos adventícios pulmonares anormais (estertores crepitantes) e a melhora dos exames radiológicos, entre outros.

- Padrões inspiratórios terapêuticos – aumento da ventilação é gerado pela negativação da PPL gerada pela contração dos músculos inspiratórios. O fisioterapeuta deve orientar a maneira que o paciente realizará a respiração. Dentre os padrões mais conhecidos estão o padrão diafragmático, os soluços inspiratórios e o padrão intercostal. A escolha do padrão mais adequado deve ser feita com base na região que se deseja expandir, na adaptação do paciente e nas respostas observadas após a terapia.

- Padrão diafragmático – O paciente deve ser posicionado em semi-Fowler (semi sentado) ou decúbito supino e com as próprias mãos posicionadas uma sobre o abdome e outra sobre o tórax. O paciente deve ser orientado a realizar a inspiração nasal e a expiração com freno labial. A inspiração deve ser realizada com predominância da utilização do diafragma (movimento da mão posicionada no abdome) e diminuição do uso dos músculos acessórios (pouco ou nenhum movimento da mão posicionada sobre o tórax).

- Padrão de suspiro inspiratório – O paciente deve realizar a inspiração fracionada em tempos (dois ou mais). Pode ser realizada em pequenos ou em baixos volumes.

- Padrão intercostal – Essa técnica é semelhante ao padrão diafragmático, mas nesse caso, o paciente é orientado a realizar maior movimento da mão posicionada sobre o tórax, ao invés da mão que está posicionada sobre o abdome.

- Descompressão brusca – Após a compressão lenta, durante a expiração do paciente, realizar uma descompressão brusca sobre o tórax ou abdome na fase inspiratória do ciclo respiratório.

- Posicionamento corporal – Posicionar o paciente com o seguimento pulmonar que se deseja expandir superiormente. A ação da gravidade vai proporcionar maior abertura alveolar devido à diminuição da PPL.

- Contenção manual – Deve-se realizar a compressão torácica do lado contralateral ao lado atelectasiado por vários ciclos respiratórios, de maneira a direcionar a ventilação para a área que se deseja (re)expandir.

- Respiração com pressão positiva – As técnicas de pressão positiva vão aumentar o volume inspiratório por meio do aumento da Palv. O aumento da Palv vai acontecer com o auxílio de aparelhos mecânicos, que vão agir "empurrando" o ar para dentro das vias aéreas, a pressão pode ser ofertada em diferentes fases do ciclo respiratório ou durante todo o ciclo. Quando a pressão positiva é ofertada somente durante a inspiração, ela recebe o nome de pressão inspiratória positiva (PIP), mas pode ser encontrada também como respiração com pressão positiva intermitente (RPPI), quando ela é ofertada somente durante a expiração, recebe o nome de pressão expiratória positiva nas vias aéreas (Epap), e quando ela é ofertada durante todo o ciclo respiratório (durante a inspiração e a expiração), é nomeada como pressão positiva continua na via aérea (Cpap).

As indicações para uso das técnicas de pressão positiva nas vias aéreas são a presença de atelectasia pulmonar clinicamente importante, incapacidade de eliminação de secreções (tosse ineficaz) devido à limitação da capacidade, inspiratória e, em alguns casos, para uso de medicações em aerossol e em pacientes com fraqueza ou fadiga da musculatura inspiratória. As contraindicações são: pressão intracraniana aumentada, instabilidade hemodinâmica, cirurgia facial, oral ou craniana recente, hemoptise, náuseas, aerofagia, tuberculose ativa não tratada e evidência radiográfica de bolhas. Durante e após a realização da técnica, deve-se observar possíveis riscos e complicações, como barotrauma e pneumotórax, hiperventilação e hipocapnia.

- Técnicas de higiene brônquica – Promovem o aumento da eliminação da secreção das vias aéreas pelo aumento do fluxo expiratório (pressão expiratória torácica e tosse terapêutica) ou pelo uso da gravidade, para auxiliar a drenagem promovida pelos movimentos ciliares (drenagem postural).

- Pressão expiratória torácica – Realização de compressão torácica, que pode ser lenta ou brusca, durante a fase expiratória do ciclo respiratório do paciente.

- Técnica de expiração forçada – Expiração forçada com a glote aberta realizada pelo paciente a partir de um volume pulmonar inicial preestabelecido, até a capacidade residual funcional ou volume residual. Pode ser assistida por compressão torácica, tanto pelo próprio paciente como pelo fisioterapeuta.

- Ciclo ativo da respiração – Ciclos alternados de manobras inspiratórias, técnica de expiração forçada e respiração diafragmática (por exemplo, três respirações diafragmáticas, três manobras de inspiração profunda sustentada e três manobras de expiração forçada). A distribuição de cada técnica específica dentro do ciclo ativo da respiração deve ser ajustada conforme as necessidades e a adaptação do paciente.

- Drenagem autógena – Respiração em diferentes volumes pulmonares antes da realização de uma tosse ou técnica de expiração forçada. Por exemplo, o paciente respira por três ciclos em volumes pequenos, três ciclos em volumes médios, três ciclos em altos volumes e depois realiza uma tosse para expulsão da secreção mobilizada.

- Pressão expiratória positiva – Uso de recurso que gera pressão positiva durante toda a expiração, por exemplo, freno labial.

- Aspiração – Procedimento estéril em que uma sonda é introduzida na via aérea do paciente e a secreção será sugada por meio de pressão negativa.

- Drenagem Postural – A aplicação visa o efeito da gravidade sobre determinada região pulmonar (lobo ou segmento) que está acometida com muco, para que este flua a favor da gravidade em direção às vias aéreas mais superiores, e para favorecer a maior ventilação nessas regiões pulmonares. É recomendado no mínimo de 15 a 20 minutos de manutenção da posição para efeitos positivos da técnica, e esse fato acaba tornando difícil a sua aplicação de maneira isolada; normalmente o posicionamento é associado a outras técnicas. Quando é necessário que se faça a manutenção em Trendelenburg, posição de decúbito dorsal na qual a parte superior do dorso é abaixada e os pés são elevados, apresentam-se maiores contraindicações, como hipertensão craniana, cardiopatias agudas e crônicas, instabilidade hemodinâmica, insuficiência respiratória, não tolerância pelo paciente.

- Percussão torácica manual – A partir da movimentação manual rítmica e na frequência adequada para permitir o deslocamento das secreções nos brônquios de maior calibre. A tapotagem é a técnica mais utilizada entre as técnicas de percussão torácica manual, consistindo na aplicação de uma força descendente, de maneira alternada e rítmica com as mãos em forma de concha, podendo ser aplicada nas fases inspiratória e expiratória. Sua eficácia depende da energia inicial proporcionada pela força e ritmo da aplicação associada à rigidez torácica as contraindicações na aplicação em adultos, estão: fragilidade óssea, instabilidade hemodinâmica, hipertensão intracraniana, dor, hipertensão pulmonar, plaquetcpenia, hiper-reatividade brônquica, apneia,

RECURSOS TERAPÊUTICOS UTILIZADOS NA FASE PRÉ E PÓS-OPERATÓRIA

arritmias, tórax instável, dispneia intensa e embolia pulmonar. Devido às contraindicações e à sua efetividade nem sempre comprovadas, a percussão torácica manual tem sua aplicação restrita.

- Aumento do Fluxo Expiratório (AFE) – É o aumento do fluxo aéreo expiratório, com o objetivo de mobilizar, carrear e eliminar as secreções traqueobrônquicas, em situações de obstrução das vias aéreas distais ou proximais por estase de secreção. Esse aumento de fluxo expiratório deve ocorrer desde o platô inspiratório até o final da expiração, sem ultrapassar os limites fisiológicos, algumas variações dessa técnica podem ser realizadas, através de mudanças na velocidade de execução, do fluxo e volume de ar mobilizado. A técnica de referência é a passiva, com o paciente em decúbito dorsal elevado, com uma mão do terapeuta na região torácica entre a fúrcula esternal e linha intermamária, realizando movimento para baixo e para dentro com apoio na borda cubital, e a outra mão na região abdominal, movimentando para cima e para dentro concomitantemente, a fim de provocar aumento do fluxo expiratório. Conforme a compreensão do paciente a partir da técnica, essa manobra pode ser realizada de maneira ativo-assistida, ou até mesmo ativa, sem auxílio do fisioterapeuta.

- Técnica para eliminar secreção – A partir do momento em que o paciente não é capaz de provocar a tosse espontaneamente, o fisioterapeuta pode auxiliá-lo pela estimulação da tosse, ou tosse provocada, através de um estímulo com o polegar ou o indicador na traqueia do paciente, na região da fúrcula esternal, comprimindo-a profundamente de maneira rápida, a fim de provocar o reflexo da tosse. Se o paciente não tiver força muscular suficiente para provocar uma tosse eficaz e a expectoração ou deglutição da secreção, é necessária a realização da aspiração.

HUMANIZAÇÃO AO AMBIENTE HOSPITALAR

A humanização das relações e do cuidado ao ser humano, no ambiente hospitalar, é uma preocupação dos profissionais da saúde, o ser humano e suas múltiplas dimensões integram espaços, condições e expressões singulares que permitem reafirmarem sua unidade. Nesse sentido é necessário que os profissionais da área da saúde possam ir além das aparências valorizando os aspectos qualitativos dos fenômenos presentes na vida humana, relacionados ao significado atribuído a eles por quem vivência (BERTNELLI; WASKIEVICZ; ERDMANN, 2003).

A humanização requer um processo reflexivo acerca dos valores e princípios que norteiam as práticas profissionais, além de tratamentos e cuidados dignos, solidário e acolhedor ao seu principal objetivo, o doente/ ser fragilizado. A vivência profissional tem vários caminhos a serem percorridos na arte de cuidar, sendo que essas possibilidades proporcionam ao profissional vivenciar, na sua prática diária, um cuidado extremamente técnico no qual não há lugar para emoções e envolvimentos pessoais com o paciente/cliente. Alguns autores definem humanizar como um processo vivencial que permeia toda a atividade do local e das pessoas que ali trabalham, procurando não só realizar a técnica, mas também oferecer ao paciente o tratamento que merece como ser humano, dentro das circunstâncias peculiares nas cuais se encontra em cada momento no hospital. Outros afirmam que humanizar é centralizar toda a política de saúde e ações que decorrem no homem considerado em seu todo. Diante da integração da equipe, são fundamentais a valorização e o respeito entre os profissionais, ocorrendo, assim, um reflexo positivo na relação entre os mesmos. Quando essa integração acontece, o paciente se sente mais confiante, mais seguro e mais tranquilo no que se refere à sua internação e aos cuidados prestados, ocorrendo uma diminuição da ansiedade, o que proporciona um ambiente hospitalar mais esperançoso (BRITO; CARVALHO, 2010).

A Política Nacional de Humanização do Sistema Único de Saúde (PNH) foi criada em 2003 pelo Ministério da Saúde e pactuada na Comissão Intergestores Tripartite e Conselho Nacional de Saúde. A PNH é, portanto, uma política do SUS. Também chamada de HumanizaSUS, a PNH, emerge da convergência de três objetivos centrais: primeiro enfrentar desafios enunciados pela sociedade brasileira quanto à qualidade e à dignidade no cuidado em saúde, segundo redesenhar e articular iniciativas de humanização do SUS e terceiro enfrentar problemas no campo da organização e da gestão do trabalho em saúde que têm produzido reflexos desfavoráveis tanto na produção de saúde como na vida dos trabalhadores (PACHE; PASSOS; HENNINGTON, 2011).

A PNH apresenta-se não mais como um programa, mas como uma política para se reinventar modos de gerir e modos de cuidar, tomando por diretrizes o acolhimento, a ampliação da clínica, a gestão democrática, a valorização do trabalhador e a garantia dos direitos dos usuários. Estas diretrizes se apoiam em três princípios:

- A ampliação da transversalidade ou aumento do grau de abertura comunicacional intra e intergrupos, favorecendo a capacidade de interferência mútua entre sujeitos e a sua capacidade de deslocamento subjetivo.
- A inseparabilidade entre gestão e atenção.
- A aposta no protagonismo dos sujeitos em coletivos.

A humanização se singulariza na experiência de cada serviço e equipe e, assim, não haveria uma só experiência de humanização igual à outra, senão naquilo que tomam por referência, ou seja, método e diretrizes ético-políticas.

A Política Nacional de Humanização (PNH), fez com que nascesse um novo modo de olhar para a assistência prestada ao paciente no ambiente hospitalar, apesar de repleto de recursos materiais, principalmente na UTI, tende a ser um local frio, de solidão, de dor e de medo, o que pode levar o paciente a ter mais dificuldade para enfrentar o quadro clínico atual. Os

HUMANIZAÇÃO AO AMBIENTE HOSPITALAR

aspectos psicológicos e sociais são recursos internos importantes para o processo de enfrentamento da situação que pode levar à melhora e até ao processo de cura, como por outro lado, ao isolamento e à depressão. Por isso, os meios de tratamento do paciente devem se fundamentar na escolha técnica mais adequada, aspecto este que vem sendo amplamente construído ao longo de sua formação, porém, sempre deve estar associado aos princípios de humanização, que passam pela atenção dos gestores dos hospitais, dos colaboradores, bem como dos usuários. Ao iniciar o seu atendimento de fisioterapia é importante levar em consideração algumas dicas que destacamos:

1. Chamar sempre o paciente pelo seu nome, nunca pela doença ou pelo número do leito.

2. Utilizar um tom de voz agradável e com termos que o paciente compreenda.

3. Examinar o paciente de forma cuidadosa, evitando exposições desnecessárias.

4. Estabelecer um contato atencioso.

5. Permitir que o paciente faça pequenas escolhas, pois pode melhorar a sua percepção de domínio sobre si.

6. Repassar à família informações de maneira cuidadosa e ética.

7. Enxergar o outro como ser humano e não como objeto. Os hospitais que acompanham esse processo de humanização dos atendimentos relatam diversos benefícios, como uma equipe profissional mais motivada e satisfeita e que gera otimização do trabalho, pacientes e familiares que recomendam a instituição e alcance de melhores resultados clínicos. Por isso, temos que sempre lembrar que a oferta do atendimento humanizado deve ser uma prática muitas vezes pela rotina e pelas longas jornadas de trabalho, alguns profissionais acabam adotando condutas inadequadas para a identificação dos pacientes, chamando-os pelo número do leito em que está e até mesmo pela doença que possui.

Humanizar se traduz, então, como inclusão das diferenças nos processos de gestão e de cuidado. Tais mudanças são construídas não por uma pessoa ou grupo isolado, mas de forma coletiva e compartilhada. Incluir para estimular a produção de novos modos de cuidar e novas formas de organizar o trabalho. As rodas de conversa, o incentivo às redes e movimentos sociais e a gestão dos conflitos gerados pela inclusão das diferenças são ferramentas experimentadas nos serviços de saúde a partir das orientações da PNH. Incluir os trabalhadores na gestão é fundamental para que eles, no dia a dia, reinventem seus processos de trabalho e sejam agentes ativos das mudanças no serviço de saúde. Incluir usuários e suas redes sociofamiliares nos processos de cuidado é um poderoso recurso para a ampliação da corresponsabilização no cuidado de si (MINISTÉRIO DA SAÚDE).

A Política de Humanização se apresenta como um importante marco de referência para a construção de práticas de saúde que efetivamente respeitem o cidadão em seus valores e necessidades. Todavia, é necessário que se avance e se amplie o senso de cidadania do povo brasileiro, que em muitas situações resigna-se aos maus tratos e ao desrespeito. Saúde digna é direito e compromisso do usuário e dever do Estado, que deve garantir a oferta de atenção de acordo com as necessidades de saúde da população. Mas a amplitude desta missão não pode ser alcançada sem a mobilização das forças sociais que se agenciam para além do Estado. O dever do Estado e das equipes de governo deve ser também o do fomento da autonomia dos diferentes sujeitos implicados no processo de produção de saúde, multiplicando os agentes do direito e do dever (PACHE; PASSO, HENNINGTON, 2011).

Uma aposta nesse sentido é que a PNH sirva como estratégia de mobilização social, mas não apenas de denúncia e de reivindicação de direitos, mas de afirmação de um modo de construção de alternativas de enfrentamento dos desafios que a saúde tem pela frente e que considera as diferenças e singularidades. Um modo de fazer que põe sujeitos em contato para se afetarem mutuamente, para produzirem acordos que nos transformem a cada dia em uma sociedade mais justa e fraterna (PACHE; PASSOS; HENNINGTON, 2011).

Exemplo sobre Humanização Hospitalar:

- Abordar o paciente de forma individualizada e especial;
- Dar atenção diferenciada e demonstrar empatia;
- Cumprimentar, chamar pelo nome, olhar nos olhos e escutar o paciente com atenção;
- Transmitir confiança, segurança e apoio para que o internado possa se abrir e acreditar no tratamento;
- Respeitar a intimidade, crenças e desejos;
- Dar informações transparentes e proativas quanto ao quadro geral e os resultados obtidos, sempre levando em consideração o estado emocional da pessoa e, também, de seus familiares;
- Quanto à instituição, possuir estrutura física digna e preparada para o atendimento;
- E sobre a gestão, criar procedimentos aptos às necessidades do tratamento.

Exemplo de desumanização hospitalar:

- Tratamento, frio de pacientes e familiares;
- Abordagem generalista com base no quadro geral ou diagnóstico;
- Desvalorizar ou ignorar os medos, desejos, opiniões e crenças dos internados e familiares;
- Manter o foco no diagnóstico/tratamento/procedimento, mas sem considerar as emoções do paciente;
- Usar frases como "existem pessoas que estão piores", ao invés de atitudes acolhedoras;
- Portar-se como superior, encabulando o paciente e sua família, ou, pior, inibindo suas dúvidas;
- Falar da situação do paciente como se ele não estivesse ali;
- Dar informações muito técnicas ou pouco esclarecedoras;
- Rotular paciente, com base no diagnóstico;

- No tocante aos procedimentos, adotar atendimentos rápidos e sem interesse em sanar todas as dúvidas;
- Em relação à instituição, ter uma estrutura e instalações precárias ou mal higienizadas.

O paciente, que está passando por um momento de fragilidade, a humanização no atendimento hospitalar é fundamental para garantir que ele seja tratado com carinho e dignidade durante sua jornada (SILVA; CHERNICHARO; FERREIRA, 2011).

Para o corpo clínico, o tratamento humanizado é importante para motivar o trabalho e alegrar o ambiente hospitalar. Uma vez que há melhores resultados nos quadros dos pacientes, os profissionais se tornam mais contentes, aumentando a autoestima e potencializando o trabalho em equipe.

REABILITAÇÃO PULMONAR

De acordo com a American Thoracic Society (ATS) e a European Respiratory Society (ERS), em 2013, o conceito de reabilitação pulmonar (RP) é definida como:

Intervenção abrangente baseada em uma avaliação completa do paciente seguida de terapias adaptadas ao paciente, que incluem, mas não estão limitadas a, treinamento físico, educação e mudança de comportamento, projetadas para melhorar a condição física e psicológica de pessoas com doença respiratória crônica e promover a adesão a longo prazo dos comportamentos de melhoria da saúde. O treinamento físico assume um papel importante para a reabilitação pulmonar, sendo recomendado para os pacientes pneumopatas.

INDICAÇÕES

A RP pode ser indicada de acordo com o diagnóstico do paciente, por exemplo, como os diagnósticos a seguir:

- Doenças respiratórias crônicas, como doença pulmonar obstrutiva crônica (DPOC),
- Doença pulmonar intersticial,
- Bronquiectasia,
- Fibrose cística,
- Asma,
- Hipertensão pulmonar,
- Câncer de pulmão,
- Transplante de pulmão.

A RP vem demonstrando importantes evidencias sobre sua eficácia, não somente nos aspectos físicos como psíquicos e sociais, dos quais podemos citar:

- Melhoras na tolerância ao exercício,
- Melhoras na capacidade funcional,
- Melhoras na disfunção muscular periférica,
- Melhoras da dispneia, ansiedade e depressão,
- Melhoras no impacto da doença no estado de saúde e, consequentemente, na participação social e na qualidade de vida.

MODALIDADES DE EXERCÍCIOS NA RP

- Exercício aeróbio: baseia se na frequência cardíaca alvo para treinamento, a prescrição do exercício aeróbio para os pacientes pneumopatas crônicos deve ser pautada na sintomatologia e na saturação periférica de oxigênio (SpO2). A percepção de dispneia pela escala de Borg modificada deve ficar entre quatro e seis ou de 12 a 14 na escala de percepção de esforço, considerando a frequência cardíaca, pressão arterial e saturação de oxigênio.
- Exercício resistido: podendo utilizar de pesos, faixas elásticas e estações de musculação, é comprovado que pacientes com doenças respiratórias crônicas, apresentam diminuição de força dos músculos.
- Treinamento combinado: trabalha com ganhos fisiológicos tanto pelo treinamento aeróbio quanto no resistido.

A fisioterapia respiratória é definida como a área de atuação que visa a função ventilatória, de troca gasosa, de transporte e captação de oxigênio.

No Brasil ela se tornou como uma especialidade ou um campo de atuação da fisioterapia, que contempla a formação do profissional que aplica métodos de avaliação e monitoração, técnicas respiratórias e exercícios gerais de condicionamento físico, bem como a sua prescrição.

As doenças obstrutivas foram as primeiras a serem citadas em trabalhos científicos com descrições de técnicas de fisioterapia respiratória devido às condições de hipersecreção, que sempre inquietarem os profissionais da saúde e os próprios pacientes, pois desde o século passado pessoas com quadros clínicos de excessos de secreção, infecções recorrentes e p ora da qualidade de vida foram as melhores condições da necessidade de se pensar em algo a mais além da antibioticoterapia (precária também na época).

O primeiro relato aconteceu em 1901 pelo médico inglês William Ewart, que utilizou a drenagem postural para o tratamento de bronquiectasias através da posição de Trendelenburg.

Na mesma época a tuberculose era responsável por um grande número de mortes e de tratamento cirúrgico, que muitas vezes levava o paciente à morbidade com sequelas pulmonares graves.

Em 1915 as lesões tóxicas pulmonares causadas pela Primeira Guerra Mundial fizeram com que MacMahon descrevesse pela primeira vez exercícios respiratórios e técnicas como a expiração forçada para ajudar na higiene brônquica.

Em 1933 Jackson escreveu sobre a importância da tosse associada com a drenagem postural e um ano depois, Winifred Linton introduziu, na Inglaterra, os exercícios respiratórios em pacientes em pós-operatório de cirurgias torácicas. A partir de então as técnicas começaram a ser indicadas para prevenir complicações pulmonares pós-operatórias e, em seguida, em doenças pulmonares que cursavam com o acúmulo de secreções.

A fisioterapia respiratória na América do Sul foi iniciada pelos argentinos e chilenos nos anos 50, onde tratavam consequências respiratórias de pacientes sequelados pela poliomielite. No Brasil, nos anos de 1960, havia poucos fisioterapeutas que tratavam e aplicavam técnicas de remoção de secreção brônquica e também exercícios respiratórios em pacientes também com sequelas de poliomielite e também com doenças pulmonares crônicas. Mas a fisioterapia respiratória ganhou mesmo o nível de especialização com o início dos avanços tecnológicos hospitalares e de suporte de vida em unidades de terapia intensiva (UTI).

INDICAÇÃO

A incidência de doenças alérgicas respiratórias, como rinite, asma e outros demais problemas, vêm aumentando gradativamente. No Brasil, por exemplo, são em média 8 mortes por dia por complicações relacionadas à asma. A doença representa um dos maiores gastos do Sistema Único de Saúde (SUS), superior, inclusive aos da AIDS.

Dados do Sistema Único de Saúde (SUS) revelam que são mais de 367 mil autorizações de internações hospitalares (AIH) ao ano, decorrentes de doenças respiratórias. Somadas, asma, pneumonia e doença pulmonar obstrutiva crônica (DPOC), representam 12% de todas as internações no país, com gastos superiores a R$ 600 milhões por ano.

Pode-se perceber que a Fisioterapia Respiratória é um recurso complementar muito eficaz no tratamento de uma grande variedade de doenças pulmonares, nas quais existe certo grau de dificuldade em respirar e/ou se produz uma acumulação de secreções que obstruem os brônquios.

Este tipo de fisioterapia é especialmente recomendado em algumas doenças pulmonares crônicas, como Asma Brônquica, Bronquite Crônica, DPOC, Enfisema Pulmonar, Bronquiolite, Fibrose Cística, Fibrose Pulmonar, Pneumonias, Doenças

Oncológicas, Pré e Pós-operatório de cirurgias torácicas, abdominais e cardíacas, entre outras.

São utilizadas técnicas de higiene brônquica (como, por exemplo, a drenagem postural, percussão ou tapotagem, compressão torácica e aspiração naso/oro traqueal se necessário), manobras de reexpansão pulmonar, manobras de desinsuflação pulmonar e também alguns recursos fisioterapêuticos como respiração com pressão positiva intermitente (RPPI), treinamento muscular respiratório, pressão expiratória positiva (PEP), oscilação oral de alta frequência (Flutter, Shaker), Cough Assist e Treinamento Muscular Respiratório.

São muitos os benefícios da fisioterapia respiratória, dentre eles: amplia a capacidade pulmonar, aumenta a oxigenação do sangue, desobstrui e limpa as vias aéreas, melhora a troca gasosa, reduz o tempo de internação hospitalar.

TÉCNICAS DE FISIOTERAPIA RESPIRATÓRIA

Dentre as técnicas utilizadas descreveremos as mais utilizadas:

Manobras de higiene brônquica: técnicas manuais e também instrumentais que auxiliam na remoção de secreção brônquica através das aplicações de forças. Entre elas as mais conhecidas são: drenagem postural, percussão, tapotagem, vibração/vibrocompressão, tosse assistida, hiperinsuflação manual (*bag squeezing*), manobra de PEEP-ZEEP, drenagem autógena, exercícios de fluxo inspiratório controlado (EDIC), ciclo ativo das técnicas respiratórias, expiração lenta total com a glote aberta em infralateral (ELTGOL).

Manobras de desinsuflação pulmonar: freno labial, pressão expiratória.

Manobras de reexpansão pulmonar: direcionamento de fluxo, pressão negativa ou estimulação costal.

Cinesioterapia respiratória: exercícios diafragmáticos, exercícios respiratórios para expansão pulmonar (suspiros inspiratórios, exercícios respiratórios a partir do volume residual, expiração abreviada, entre outros).

Respiração com pressão positiva intermitente: técnica baseada nos princípios de ventilação mecânica com objetivo de expansão pulmonar.

Incentivadores respiratórios: instrumentos opcionais para auxiliar nos exercícios respiratórios.

O pulmão existe para realizar as trocas gasosas, portanto a sua função primordial é permitir com que o oxigênio se mova do ar até o sangue venoso e que o dióxido de carbono (CO_2) faça o movimento contrário. Além desta, os pulmões possuem outras funções, como metabolizar alguns compostos, filtragem de materiais indesejáveis e age como um reservatório para o sangue. Porém, a sua função principal é trocar gases.

ANATOMIA

O sistema respiratório é composto pelas cavidades nasais, faringe, laringe, traqueia, brônquios, pulmões e pleuras.

O trato respiratório superior é revestido por epitélio respiratório, que é conhecido como epitélio pseudoestratificado colunar ciliado, exceto por certas partes da faringe, que também entram em contato com o bolo alimentar da cavidade oral durante a deglutição. Quando o ar é inspirado ele atravessa do nariz para a cavidade nasal, que se comunica com os seios paranasais. No teto da cavidade nasal encontram-se células olfatórias, que se deslocam com a passagem do ar e percebem diferentes odores, permitindo ao cérebro registrá-los e fornecer o senso do olfato ao corpo humano. O ar então passa posteriormente para a nasofaringe, que é a parte mais posterior da cavidade nasal, que se comunica com a garganta. Uma vez na faringe, ele desce pela orofaringe até a laringofaringe.

Entramos então no trato respiratório médio – vias aéreas que, como no trato respiratório superior, as vias aéreas e os pulmões são revestidos de epitélio respiratório. Uma vez que o ar entra na laringe, ele encontra-se totalmente no interior de órgãos respiratórios. Continua inferiormente ao longo da laringe até a traqueia, que se bifurca em brônquios principais direito e esquerdo e subsequentemente em um padrão de ramificação arboriforme em bronquíolos.

A seção final do trato respiratório é no interior do tecido pulmonar (trato respiratório inferior – pulmões). Os bronquíolos se dividem em bronquíolos respiratórios cada vez menores, que possuem ramos terminais que contém vários ductos alveolares, sacos alveolares e alvéolos terminais em formato de cachos de uva. É ali que o oxigênio nas células pulmonares se difunde para o sangue e o oposto acontece com o dióxido de carbono, que tenta deixar as moléculas de hemoglobina nos eritrócitos para sair do corpo através da expiração. Os pulmões são feitos de um frouxo tecido leve e elástico. O pulmão direito é maior que o esquerdo, e é constituído de três lobos: superior, médio e inferior. O pulmão esquerdo possui somente dois lobos: superior e inferior. Fissuras ajudam na separação dos lobos e cada pulmão possui uma fissura oblíqua, que divide os lobos superior e inferior do pulmão esquerdo e o lobo médio e inferior do pulmão direito. O pulmão direito possui ainda uma fissura horizontal, que separa os lobos médio e superior. Cada pulmão possui ainda três superfícies: a costal, a mediastinal e a diafragmática. Cada uma é nomeada de acordo com a estrutura anatômica adjacente. A superfície mediastinal conecta o pulmão ao mediastino, através de seu hilo. O hilo do pulmão contém os brônquios lobares, os vasos pulmonares e os vasos brônquicos, linféticos e nervos autonômicos.

O sistema respiratório pode ser dividido também em 3 zonas: zona de transporte ou condutora, zona de transição e zona respiratória.

A zona condutora é formada pela laringe, traqueia, brônquios, bronquíolos e bronquíolos terminais e tem como função a filtração, umidificação, aquecimento do ar e seu transporte até os pulmões. Seu formato é basicamente de cartilagem (que faz com que tenha essa característica de tubo), apresenta células secretoras de muco e cílios para remoção da secreção. Além disso, apresenta também uma em seu interior, uma musculatura lisa responsável por controlar o diâmetro do tubo.

A zona de transição, como o próprio nome diz, está entre a zona condutora e a zona respiratória e é formada pelos bronquíolos respiratórios.

A zona respiratória é formada pelos alvéolos, ductos alveolares e sacos alveolares, e possui como função a troca gasosa. Existem nos alvéolos alguns tipos de células, como os pneumócitos tipo I (célula epitelial de revestimento), pneumócitos tipo II (produção de surfactante) e os macrófagos.

FISIOLOGIA

Como já descrito, a principal função do sistema respiratório é a troca gasosa (hematose), porém ele possui outras funções: homeostase do pH, proteção – remoção de partículas, vocalização, termorregulação.

A ventilação pulmonar é caracterizada pelo fluxo de ar que entra e que sai dos pulmões e ele ocorre por diferença de pressão entre a pressão atmosférica e a pressão de dentro dos alvéolos (pressão alveolar).

Os músculos respiratórios não são aderidos à superfície dos alvéolos para tracioná-los, portanto, os alvéolos não se expandem por conta própria. Os alvéolos se expandem passivamente em resposta a aumentos da pressão de distensão através da parede pulmonar. A alteração de volume dos pulmões depende do gradiente de pressão transmural (= pressão transpulmonar) gerado pelos músculos da inspiração. A caixa torácica faz parte deste sistema e possui como função a proteção para órgãos como os pulmões e o coração e também algumas funções como o auxílio nessa troca gasosa. A contração muscular gera dois movimentos no tórax que auxiliam no processo de entrada e saída de ar e consequente hematose. Os músculos da caixa torácica possuem como característica serem esquelético estriado, alta resistência a fadiga e alta capacidade oxidativa e possuem elevado fluxo sanguíneo.

Os principais músculos inspiratórios (movimento ativo, necessitando de contração muscular) são o diafragma e os intercostais externos, e os acessórios são: escalenos, esternocleidomastóideo, peitoral maior, trapézio, grande dorsal, elevador da espinha e os abdominais.

Os principais músculos da expiração (movimento passivo quando basal, devido à capacidade elástica dos pulmões e ativo quando em situações de alta demanda) são os intercostais internos e os abdominais.

Portanto se define como trabalho respiratório o processo cíclico de respiração que envolve o trabalho mecânico por parte dos músculos respiratórios para vencer forças de oposição, que são as forças elásticas (complacência pulmonar e da caixa torácica e forças resistivas (vias aéreas). Complacência é a relação entre a variação de volume gasoso e a pressão motriz necessária para mobilizá-lo, variação de volume dos pulmões e é diretamente proporcional à intensidade da pressão gerada pelos músculos inspiratórios.

Elasticidade é a propriedade que permite ao corpo voltar a forma original após deformação. A relação entre a elasticidade e a complacência é inversa. Há dois fatores responsáveis pelo comportamento elástico dos pulmões: matriz pulmonar (elasticidade do sistema) e a tensão superficial dos alvéolos (forças de atração entre moléculas de líquido que revestem os alvéolos). Porém nos pulmões esta tensão superficial é neutralizada pelo surfactante pulmonar que é sintetizado pelos pneumócitos tipo II, é composto por fosfolipídios, proteínas e íons, previne atelectasias e aumenta a complacência pulmonar, diminuindo o trabalho respiratório.

A troca gasosa ocorre na membrana respiratória por meio da difusão (sempre no sentido do mais concentrado para o menos concentrado). A difusão é determinada pela lei de Fick, que diz: a velocidade da transferência de um gás através de um tecido é proporcional à área desse tecido e ao gradiente de pressão parcial do gás entre os lados, e é inversamente proporcional à espessura do tecido.

Volumes e capacidades pulmonares são termos usados para descrever a excursão pulmonar:

- Volume corrente;
- Volume minuto;
- Volume expiratório forçado;
- Capacidade funcional;
- Capacidade residual funcional;
- Capacidade inspiratória;
- Capacidade vital;
- Capacidade vital forçada;
- Capacidade vital lenta.

O sistema respiratório é muito complexo e fascinante, entendendo bem toda a anatomia e fisiologia deste sistema conseguimos aprofundar os nossos estudos e entender melhor da fisioterapia respiratória, qual a nossa função e o que fazer com nossos pacientes para ajudá-los sempre da melhor forma possível.

AVALIAÇÃO RESPIRATÓRIA

A avaliação clínica do paciente é talvez o ponto mais importante da atenção em fisioterapia respiratória, pois nos possibilitará inúmeras possibilidades de condutas. Toda avaliação começa por um bom levantamento de informações, ou seja, a Anamnese. Muitos sintomas que os pacientes relatam, podem determinar o diagnóstico clínico.

A dispneia, por exemplo, é relatada como uma sensação de falta de ar, comum nas doenças respiratórias, devido a dificuldade respiratória por vezes decorrente da redução dos níveis de oxigênio, conhecido como hipoxemia. A redução do calibre das vias aéreas também pode levar ao aumento do esforço respiratório.

A Escala de Borg modificada, que classifica a sensação de desconforto respiratório de 0 a 10, no qual 0 não tem presença de desconforto respiratório e 10 é o desconforto máximo suportado, é um método simples, embora, subjetivo para a classificação dispneia.

A tosse é um sintoma importante, mesmo sendo comum nas afecções respiratórias, avaliar a mesma nos permite identificar dados importantes do paciente, como por exemplc: a tosse é eficaz ou é ineficaz? Isso demonstra se o paciente tem ou não forca de expulsão, ou seja, tem um fluxo expiratório.

Apresenta secreção? Ou seja, a tosse é produtiva ou seca? A presença de secreção nos dá um indicativo de um possível, inflamação e/ou infecção, por isso é importante avaliar também o que foi expectorado, como: coloração, viscosidade, quantidade e se tem odor.

A frequência respiratória varia se apresenta de 12 a 20 respirações por minuto (rpm). Quando elevada acima de 20 rpm chamamos de taquipneia, e quando menor que 12 rpm, é denominado bradipneia, para avaliar observamos o ciclo respiratório por meio da expansão do tórax.

É de suma importância avaliar os tipos de tórax sendo os tipos mais comuns:

- Tonel: aumento do diâmetro anteroposterior do tórax.
- Pectus Carinatum: protusão esternal.

- Pectus Excavatum: depressão esternal.
- Cifoescolióticos: associação de cifose e escoliose.

Também cevemos avaliar com muita atenção o padrão respiratório; os mais comuns que demonstram:

- Padrão respiratório Torácico: que tem como característica o predomínio do movimento torácico.
- Padrão respiratório Abdominal: que tem como característica o predomínio do movimento abdominal.
- Mista: movimento sincrônico entre tórax e abdome.

Os ritmos respiratórios são representados pelo tempo em que o ocorre o ciclo respiratório completo, onde fisiologicamente a inspiração é mais curta do que a expiração, porem em situações pato ógicas temos alteração nesse ritmo, tendo assim os seguintes ritmos:

- Cheyne-Stokes: apneia seguida por ciclos respiratórios rápidos e profundos.
- Biot: in cia com apneia e segue com inspirações e expirações sem uma ordem sequencial.

A Expansão torácica nos permite analisar a capacidade de expansibilidade do tórax durante os ciclos respiratórios máximos, para isso utilizamos uma fita métrica para realizarmos a cirtometria torácica.

Outro ponto extremamente importante para um diagnóstico clínico é a Ausculta pulmonar, que consiste de um método simples e muito utilizado pelo fisioterapeuta, permitindo identificar alterações da ventilação, como também nos permite identificar ruídos adventícios. Necessita do uso estetoscópio para realização da ausculta pulmonar que deve ser posicionado diretamente no tórax, inicialmente posteriormente ao tórax e na sequencia na parte superior para a porção inferior do tórax, devendo ser bilateral.

Com tudo e assim, por conseguinte, podemos auscultar a entrada e saída do ar do sistema respiratório, ou seja, o murmúrio Vesicular. Em caso de ruídos patológicos denominamos Ruídos Adventícios, dos quais encontramos: Roncos, sibilos e estertores crepitantes. (Sarmento, 2015).

É importante ressaltar que a febre pode ser sugestiva de infecção, podendo gerar um aumento do consumo de oxigênio e um aumento da eliminação de gás carbônico, acarretando uma sobrecarga respiratória ao doente.

Os Métodos de diagnóstico clínicos permitem ao fisioterapeuta uma avaliação ampla e detalhada do seu paciente, conhecer o seu paciente em mínimos detalhes pode garantir o sucesso no tratamento, uma vez que, quanto mais informações obtivermos sobre o paciente mais amplo e completo será seu diagnóstico.

A conduta fisioterapêutica deve ser baseada em pontos observados no paciente, portanto, o diagnóstico clínico será fundamental para que se obtenha sucesso no tratamento.

VISÃO GERAL DE VENTILAÇÃO MECÂNICA

A ventilação mecânica (VM) vem, exatamente para substituir e auxiliar a ventilação espontânea, e está indicada para casos de insuficiência respiratória tanto hipercápnica quanto hipoxêmica. Podemos classificá-las: não invasiva (VNI) com máscaras faciais ou invasivas (VMI), com o auxílio de tubo endotraqueal ou cânula de traqueostomia; em ambos os procedimentos, o objetivo é melhorar as trocas gasosas, reduzir o trabalho respiratório, aumentar a oxigenação, reduzir a hipercapnia e acidose metabólica além de melhorar a relação ventilação/perfusão (V/Q) pulmonar.

Quando pensamos em ventilar um paciente com COVID-19; precisamos antes de tudo estar atentos as recomendações atuais que sugerem a intubação precoce ou não de pacientes com COVID-19 principalmente por dois motivos:

1. Hipoxemia grave com PaO2 / FiO_2 frequentemente <200 mm Hg, cumprindo os critérios de Berlim de síndrome do estresse respiratório moderado a severo (SDRA). Vale ressaltar, que a "falta de ar" não é causada por hipoxemia, mas por hipercapnia (aumento da pressão parcial de CO_2 (PCO_2) no sangue, e os valores de referência da PCO2 encontram-se entre 35 e 45mmHg.

2. A Indicação assertiva da intubação orotraqueal (IOT) se torna bastante difícil, na prática, em pacientes não intubados, em virtude do modo inespecífico para calcular a verdadeira relação PaO_2/FiO_2. Fator este que necessita de critérios mais palpáveis. O fenômeno conhecido como "hipoxêmico feliz" leva alguns pacientes a maior tolerabilidade da hipoxemia sem necessidade de ser intubados.

Portanto, o padrão de esforço ventilatório é o principal norte para intubar esses pacientes, além de rebaixamento do nível de consciência e acidose respiratória importante (pH < 7,3 com PCO_2 maior que 45).

A VM não pode corrigir a resposta fisiológica à hipoxemia aumentada causada pelo vírus (inflamação, febre alta e aumento pela demanda de oxigênio). Do contrário, pode até piorar essas disfunções devido à lesão pulmonar induzida por ventilação mecânica (VILI). Além disso, lesões pulmonares também podem estar associadas ao uso da VM espontânea, graças ao estresse e à tensão no pulmão associados a volume corrente elevado somados ao esforço inspiratório aumentado, configurando lesão pulmonar auto-induzida pelo paciente (P-SILI).

De fato, a VM pode ser causa de lesão pulmonar; apesar da melhora na sobrevida, seu efeito sobre a mortalidade desses pacientes. Desse modo, a VM tem o papel de manter o paciente vivo com o mínimo de geração de lesão, mesmo que à custa de uma fisiologia perturbadora (pH de 7,2, PO_2 de 40 e relação PaO_2/FiO_2 baixa), até que a resposta inflamatória contra o vírus esteja reduzida.

Ao pensarmos em Ventilação mecânica devemos sempre ter em mente os dois (2) tipos de ventilação mecânica; já mencionados acima e que agora iremos abordar de uma forma mais clara e norteadora:

- Não invasiva, envolvendo vários tipos de máscaras faciais e cateter nasal CPAP ("pressão positiva contínua nas vias aéreas" esse aparelho emite um fluxo de ar ininterruptamente que vai para as narinas do paciente por meio de uma máscara).
- Invasiva, envolvendo intubação endotraqueal.

Para a que possamos ter um resultado bem satisfatório precisamos conhecer a mecânica respiratória do paciente e o nível de comprometimento pulmonar; para assim; selecionar a técnica mais adequada.

INDICAÇÕES

- Reanimação devido à parada cardiorrespiratória;
- Hipoventilação e apneia: A elevação na $PaCO_2$ (com acidose respiratória) indica que está ocorrendo hipoventilação alveolar, seja de forma aguda, como em pacientes com lesões no centro respiratório, intoxicação ou abuso de drogas e na embolia pulmonar, ou crônica nos pacientes portadores de doenças com limitação crônica ao fluxo aéreo em fase de agudização e na obesidade mórbida;
- Insuficiência respiratória devido à doença pulmonar intrínseca e hipoxemia. Diminuição da PaO_2 resultado das alterações da ventilação/perfusão (até sua expressão mais grave, o shunt intrapulmonar). A concentração de hemoglobina (Hb), o débito cardíaco (DC), o conteúdo arterial de oxigênio (CaO_2) e as variações do pH sanguíneo são alguns fatores que devem ser considerados quando se avalia o estado de oxigenação arterial e sua influência na oxigenação tecidual;
- Falência mecânica do aparelho respiratório:
- Fraqueza muscular / Doenças neuromusculares / Paralisia; e – Comando respiratório instável (trauma craniano, acidente vascular cerebral, intoxicação exógena e abuso de drogas).
- Prevenção de complicações respiratórias gerais.
- Restabelecimento no pós-operatório de cirurgia de abdome superior, torácica de grande porte, deformidade torácica, obesidade mórbida.
- Parede torácica instável.
- Redução do trabalho muscular respiratório e fadiga muscular. Um aumento no volume minuto através da elevação da f, com consequente diminuição no VT, é o mecanismo de adaptação transitório que se não for revertido levará à fadiga muscular devido ao aumento da demanda metabólica, aumento da resistência e/ou diminuição da complacência do sistema respiratório, fatores obstrutivos intrabrônquicos, restrição pulmonar, alteração na

MANUAL DE FISIOTERAPIA RESPIRATÓRIA

parede torácica, elevação da pressão intra-abdominal, dor, distúrbios neuromusculares e aumento do espaço morto.

Na tabela 1, abaixo podemos observar alguns parâmetros que podem indicar a necessidade de suporte ventilatório.

Tabela 1. Parâmetros que podem indicar a necessidade de suporte ventilatório.

Parâmetros	Normal	Considerar VM
Frequência respiratória	12-20	> 35
Volume corrente (mL/kg)	5-8	< 5
Capacidade Vital (mL/kg)	65-75	< 50
Volume minuto (L/min)	5-6	>10
Pressão inspiratória máxima (cmH$_2$O)	80-120	>-25
Pressão expiratória máxima (cmH$_2$O)	80-100	<+25
Espaço morto (%)	25-40	> 60
PaCo$_2$ (mmHg)	35-45	> 50
PaO$_2$ (mmHg) (FIO$_2$ = 0,21)	>75	< 50
P(A-a)O$_2$ (FIO$_2$ = 1,0)	25-80	> 350
PaO$_2$/FIO$_2$	>300	<200

Tabela adaptada: J Bras Pneumol. 2007; 33(Supl 2) :S54-S70.

Hoje, existem numerosas indicações para intubação endotraqueal e ventilação mecânica, mas, geralmente, a ventilação mecânica deve ser considerada quando existem sinais clínicos ou laboratoriais de que o paciente não consegue manter as vias respiratórias desimpedidas, ou oxigenação ou ventilação adequada; os pacientes com COVID-19 na maioria das vezes não têm esses parâmetros normais. E que possamos desenvolver uma ventilação eficiente, devemos nos ater, aos conceitos básicos em Ventilação mecânica:

- Fração inspirada de oxigênio (FiO_2):fração inspirada de oxigênio. No ar ambiente a FiO_2 é de 21% (0,21).
- Volume corrente: corresponde a quantidade de ar ofertada pelo ventilador a cada ciclo ventilatório.
- Pressão positiva ao final da expiração (PEEP): fisiologicamente existe uma PEEP que é causada pelo fechamento da epiglote e represamento de ar no sistema respiratório. Essa pressão varia de 2 a 4 cmH_2O e impede que atelectasias ocorram e quando os pacientes estão intubados ou com traqueostomia há perda deste mecanismo, sendo necessário que o ventilador mecânico forneça uma PEEP adequada.
- Pressão de platô: pressão de pausa inspiratória em modo de volume controlado. Deve manter-se abaixo de 30 cmH_2O.
- Pressão de distensão alveolar/Driving Pressure: é a pressão de platô menos a PEEP em modo de volume controlado. Deve manter-se abaixo de 15 cmH_2O, a fim de reduzir a tensão alveolar.
- Relação PaO_2/FiO_2: relação da pressão parcial de oxigênio arterial (gasometria) com a fração inspirada de oxigênio (ofertado). É utilizada como um dos parâmetros para classificar a síndrome do desconforto respiratório agudo (SDRA).

Podemos dizer que uma parcela dos pacientes com COVID-19 desenvolve insuficiência respiratória e necessitam de VM; cumprindo frequentemente os critérios para síndrome do desconforto respiratório agudo (SDRA). Portanto, faz-se necessário conhecer os parâmetros de oxigenação dado pela relação PaO_2/FiO_2, e classificá-los através da mensuração em mmHg; dessa proporção.

- Leve: $200 < PaO_2/FiO_2 \leq 300$ com PEEP ou CPAP $\geq$ 5cmH_2O
- Moderada: $100 < PaO_2/FiO_2 \leq 200$ com PEEP $\geq$ 5cmH_2O
- Severa: $PaO_2/FiO_2 \leq 100$ com PEEP $\geq$ 5cmH_2O

Alguns achados preocupantes devem ser sempre observados como:

- Frequência respiratória > 30/min
- Incapacidade de manter a saturação arterial de oxigênio > 90% com fração inspirada de oxigênio (FIO_2) > 0.60
- PH < 7,25
- Pressão parcial de dióxido de carbono ($PaCO_2$) > 50 mmHg (a menos que crônica e estável)

A decisão de iniciar ventilação mecânica deve se basear em julgamento clínico que considere todo o quadro clínico e não critérios numéricos simples. Entretanto, não se deve adiar a ventilação mecânica até que as condições do paciente sejam extremas.

PACIENTES COM BAIXA E ALTA COMPLACÊNCIA PULMONAR

Padrão pulmonar em pacientes com COVID-19 Os pacientes de UTI contaminados pelo SARSCoV-2 apresentam dois padrões distintos de insuficiência respiratória grave, a descrever:

Pacientes com alta complacência pulmonar acometidos por pneumonia viral isolada: o principal achado neste grupo é a vasoconstrição hipóxica que justifica a hipoxemia grave. A principal questão é em relação à perfusão uma vez que os pulmões inflados aumentam a PEEP, fato não colaborativo. A utilização de PEEP elevada não reativa as áreas colapsadas, apenas ajustam a perfusão pulmonar. Além disso, há comprometimento de câmara cardíaca direita no uso de PEEP com níveis ≥15 cmH_2O, tornando maior a necessidade de líquidos e/ou droga vasoativa. Se o nível de PaO2 estiver em torno de 60 mmHg os pacientes devem ser levemente sedados. Na tomografia desses pacientes nota-se desvio de até 50%.

Pacientes que foram tratados com máscara CPAP e baixa complacência: nesse grupo nota-se alto esforço inspiratório e pressão intratorácica extremamente negativa. Além da pneumonia viral, sugere-se que estes pacientes tenham lesão pulmonar induzida por ventilador auto-infligido com redução da complacência (valores inferiores a 40 mL/cmH$_2$O) e edema em lobos inferiores.

Nestes pacientes nota-se um padrão semelhante à SDRA e podem se beneficiar da PEEP e da posição em prona.

POSIÇÃO PRONA

Em situações de pacientes sedados pode ocorrer atelectasias por forças gravitacionais em regiões pulmonares dependentes, tornando reduzida a região pulmonar disponível para trocas gasosas. A posição prona melhora a oxigenação e ventila de modo menos prejudicial, tolerando melhor a VNI. Justifica-se por causa de uma maior densidade de vasos pulmonares na região dorsal, independentemente da gravidade, há aumento relativo da ventilação nessa região resultando em uma melhor relação V/Q. Vale a pena mencionar que já foi descrito a redução significativa da mortalidade em pacientes portadores de SDRA após o uso da prona, o que inclina a lançar mão de seu uso em UTI.

Contraindica-se a posição prona para pacientes com instabilidade da coluna vertebral ou aumento da pressão intracraniana. Essa posição também exige muita atenção da equipe de unidade de terapia intensiva para evitar complicações, como deslocamento do tubo endotraqueal ou de cateteres intravasculares.

MECÂNICA RESPIRATÓRIA

A inspiração normal gera pressão intrapleural negativa, que cria um gradiente de pressão entre a atmosfera e os alvéolos, resultando em fluxo inspiratório. Na ventilação mecânica, o gradiente de pressão resulta da pressão aumentada (positiva) da fonte de ar.

A pressão expiratória final é mensurada na abertura das vias respiratórias (PaO), sendo rotineiramente exibida pelos respiradores mecânicos. Ela representa a pressão total necessária para empurrar um volume de gás para dentro do pulmão e é composta por pressões resultantes da resistência ao fluxo inspiratório (pressão resistiva), do rechaço elástico do pulmão e da parede torácica (pressão elástica), e da pressão alveolar presente no início da respiração (PEEP) — ver figura Componentes da pressão das vias respiratórias. Portanto, a pressão resistiva é o produto da resistência do circuito e do fluxo de ar.

No paciente mecanicamente ventilado, a resistência ao fluxo de ar ocorre no circuito do respirador, no tubo endotraqueal e, mais importante, nas vias respiratórias do paciente. (NOTA: mesmo quando esses fatores são constantes, um aumento no fluxo de ar aumenta a pressão resistiva).

Figura A: Componentes da pressão das vias respiratórias.

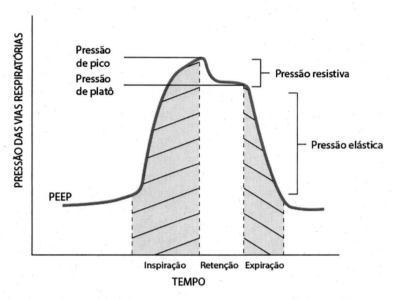

Figura adaptada J Bras Pneumol. 2007; 33(Supl 2) :S54-S70.

A pressão elástica é o produto do rechaço elástico dos pulmões e da parede torácica (elastância) e do volume de gás entregue. Para um dado volume, a pressão elástica é aumentada por maior rigidez dos pulmões (como na fibrose pulmonar) ou por curso restrito da parede torácica ou do diafragma (como em ascite tensa ou obesidade maciça). Devido à elastância ser o inverso da complacência, elastância elevada é o mesmo que baixa complacência.

A pressão expiratória final nos alvéolos é, normalmente, igual à pressão atmosférica. Porém, quando os alvéolos não conseguem se esvaziar totalmente devido a obstrução das vias respiratórias, limitação do fluxo de ar ou tempo expiratório encurtado, a pressão expiratória final pode ser positiva em relação à atmosférica. Essa pressão é denominada PEEP intrínseca ou auto-PEEP para diferenciá-la da PEEP aplicada externamente (terapêutica), que é criada ajustando-se o respirador ou utilizando-se uma máscara que aplica pressão positiva ao longo de todo o ciclo respiratório.

Qualquer elevação da pressão expiratória final (p. ex., > 25 cm H_2O) deve sinalizar a necessidade de mensuração da pressão inspiratória final (pressão de platô) por uma manobra de retenção no final da inspiração para determinar as contribuições relativas das pressões resistiva e elástica. A manobra mantém a válvula de expiração fechada durante 0,3 a 0,5 segundos adicionais após a inspiração, retardando a expiração. Durante esse tempo, a pressão nas vias respiratórias cai do seu valor de pico à medida que o fluxo de ar cessa. A pressão inspiratória final resultante representa a pressão elástica quando a PEEP é subtraída (assumindo-se que o paciente não esteja efetuando contrações musculares inspiratórias ou expiratórias ativas no momento da mensuração). A diferença entre a pressão de pico e a pressão de platô é a pressão resistiva.

Pressão resistiva elevada (p. ex., > 10 cm H_2O) sugere dobramento do tubo endotraqueal ou seu entupimento por secreções, ou presença de massa intraluminal ou broncoespasmo.

Aumento da pressão elástica (p. ex., > 10 cm H_2O) sugere menor complacência pulmonar por causa de edema, fibrose ou atelectasia lobar grandes derrames pleurais, pneumotórax ou fibrotórax restrição extrapulmonar que pode resultar de queimaduras circunferenciais ou outras deformidades da parede torácica, ascite, gravidez ou obesidade maciça.

Um volume corrente muito grande para a quantidade de pulmão sendo ventilado (p. ex., volume corrente normal sendo liberado para um único pulmão porque o tubo endotraqueal está mal posicionado).

A PEEP intrínseca (auto PEEP) pode ser mensurada por meio de uma manobra de retenção no final da expiração. Imediatamente antes de uma respiração, o compartimento expiratório é fechado por 2 segundos. O fluxo cessa, eliminando a pressão resistiva; a pressão resultante reflete a pressão alveolar no final da expiração (PEEP intrínseca).

Embora a mensuração precisa dependa de o paciente estar completamente passivo no respirador, é injustificável usar bloqueio neuromuscular unicamente com a finalidade de mensurar a PEEP intrínseca. Um método não quantitativo para identificar PEEP intrínseca é inspecionar o traçado do fluxo expiratório. Se o fluxo expiratório continuar até a próxima respiração ou o tórax do paciente não entrar em repouso antes da próxma respiração, PEEP intrínseca está presente. As consequências de PEEP intrínseca elevada incluem trabalho inspiratório aumentado e retorno venoso diminuído, podendo resultar em diminuição do débito cardíaco e hipotensão.

A demonstração de PEEP intrínseca deve instigar a busca das causas da obstrução das vias respiratórias (p. ex., secreções das vias respiratórias, retração elástica diminuída, broncoespasmo); todavia, uma ventilação por minuto elevada (> 20 L/minuto) pode resultar, por si só, em PEEP intrínseca em um paciente sem obstrução das vias respiratórias. Se a causa é limitação do fluxo de ar, a PEEP intrínseca pode ser reduzida diminuindo-se o tempo de inspiração (aumentando o fluxo inspiratório) ou a frequência respiratória, permitindo assim que uma fração maior do ciclo respiratório seja despendida em expiração.

MEIOS E MODOS DE VENTILAÇÃO MECÂNICA

Ventiladores mecânicos possuem algumas modalidades ventilatórias as quais devemos estar atentos na hora de acomodarmos nosso paciente, dentre elas:

- Ciclado a volume: liberação de volume constante a cada respiração (as pressões podem variar).
- Ciclado a pressão: fornecer pressão constante durante cada respiração (o volume fornecido pode variar) ciclado em uma combinação de volume e pressão.

- Ventilação assistida/controlada (A/C) são aquelas que mantêm uma frequência respiratória mínima independentemente de o paciente iniciar ou não uma respiração espontânea. Como as pressões e os volumes estão diretamente vinculados pela curva pressão-volume, qualquer volume dado corresponderá a uma pressão específica e vice-versa, independentemente do tipo de controle do respirador (pressão ou volume).

As configurações ajustáveis do respirador diferem de acordo com o modo, mas incluem:

- Frequência respiratória
- Volume corrente
- Sensibilidade a gatilho
- Taxa de fluxo
- Forma de onda
- Razão inspiratória/expiratória (I/E)
- Ventilação ciclada por volume

A VENTILAÇÃO CICLADA POR VOLUME

Nesta modalidade o ventilador fornece um volume corrente predefinido. Esse modo abrange:

Controle de volume (C/V)

Ventilação mandatória intermitente sincronizada (VMIS). A pressão das vias respiratórias resultante não é fixa, mas varia com a resistência e a elastância do sistema respiratório e com a velocidade de fluxo selecionada.

A ventilação C/V é o meio mais simples e mais eficaz de fornecer ventilação mecânica total. Nesse modo, cada esforço inspiratório que ultrapassa o limiar de sensibilidade estabelecido desencadeia a liberação do volume corrente fixado. Se o paciente não ativa o respirador com frequência suficiente, este inicia a respiração, assegurando a frequência respiratória mínima desejada.

A SIMV também libera respirações a uma velocidade estabelecida e um volume sincronizado com os esforços do paciente. Em contraste com o C/V, os esforços do paciente que ultrapassam a frequência respiratória estabelecida não são assistidos, embora a válvula de entrada se abra para permitir a respiração. Esse modo permanece popular, apesar de estudos indicando que ele não fornece suporte ventilatório completo, assim como o C/V, não facilita a liberação do paciente da ventilação mecânica e não melhora o conforto do paciente.

VENTILAÇÃO CICLADA POR PRESSÃO

A ventilação mecânica ciclada a pressão fornece uma pressão inspiratória predeterminada. Esse modo abrange Ventilação com suporte de pressão (VSP), modalidades não invasivas aplicadas por meio de uma máscara facial bem ajustada; nesta modalidade existem vários tipos disponíveis no mercado.

Assim, o volume corrente varia de acordo com a resistência e a elastância do sistema respiratório. Nesse modo, alterações na mecânica do sistema respiratório podem resultar em alterações não reconhecidas na ventilação alveolar. Devido a limitar a pressão de distensão dos pulmões, esse modo pode, teoricamente, beneficiar pacientes com síndrome de desconforto respiratório agudo (SDRA); entretanto, não foi demonstrada qualquer vantagem em relação ao modo C/V e, se o volume fornecido pela PCV for o mesmo que aquele fornecido pelo V/C, as pressões de distensão serão as mesmas.

Ventilação com controle de pressão é uma forma ciclada por pressão do A/C. Cada esforço inspiratório que ultrapassa o limiar de sensibilidade estabelecido libera suporte total de pressão, mantido durante um tempo inspiratório fixo. Uma frequência respiratória mínima é mantida.

Na ventilação com suporte de pressão, uma velocidade mínima não é fixada; todas as respirações são iniciadas pelo paciente. O respirador ajuda o paciente fornecendo uma pressão que continua em um nível constante até que o fluxo inspiratório do paciente caia abaixo de um nível predefinido determinado por um algoritmo. Assim, um esforço inspiratório mais longo ou mais profundo realizado pelo paciente resulta em um maior volume corrente. Esse modo é comumente usado para libertar o paciente da ventilação mecânica ao deixá-lo assumir uma parte maior do trabalho respiratório.

VENTILAÇÃO NÃO INVASIVA COM PRESSÃO POSITIVA (VNIPP)

VNIPP é a liberação de ventilação com pressão positiva por meio de uma máscara bem ajustada que cobre o nariz ou o nariz e a boca. Capacetes que fornecem VNIPP são uma alternativa para pacientes que não conseguem tolerar as máscaras faciais padrão. Devido ao uso em pacientes que respiram espontaneamente, aplica-se VNIPP primariamente como uma forma de ventilação de suporte pressórico ou para fornecer pressão expiratória final, embora seja possível usar controle de volume. Ventilação não invasiva com pressão positiva (VNIPP) usando pressão positiva em dois níveis das vias respiratórias.

Pode-se administrar VNIPP como

- Pressão positiva contínua das vias respiratórias (CPAP);
- Pressão positiva as vias respiratórias em dois níveis pressóricos (BiPAP).

VISÃO GERAL DE VENTILAÇÃO MECÂNICA   **139**

Na pressão positiva contínua das vias respiratórias, uma pressão constante é mantida ao longo de todo o ciclo respiratório, sem suporte inspiratório adicional.

Em qualquer um dos modos, como as vias respiratórias estão desprotegidas, a aspiração é possível, de modo que os pacientes precisam ter estado mental adequado e reflexos protetores das vias respiratórias, e nenhuma indicação iminente para cirurgia ou transporte fora do chão para procedimentos prolongados. Pacientes embotados e aqueles com secreções copiosas não são bons candidatos.

A VNIPP também deve ser evitada em pacientes hemodinamicamente instáveis e naqueles com evidência de dificuldade de esvaziamento gástrico, como ocorre em obstrução intestinal ou gestação. Em tais circunstâncias, a deglutição de grandes quantidades de ar pode resultar em vômitos e aspiração com risco de morte.

Além disso, a PIPVR precisa ser estabelecida abaixo da pressão de abertura do esôfago (20 cm H_2O), para evitar insuflação gástrica.

As indicações para conversão para intubação endotraqueal e ventilação mecânica convencional incluem o desenvolvimento de choque ou arritmias frequentes, isquemia do miocárdio e transporte até um laboratório de cateterização cardíaca ou sala cirúrgica, onde controle das vias respiratórias e suporte ventilatório total são desejados.

VNIPP pode ser usada no cenário ambulatorial. Por exemplo, a pressão positiva contínua das vias respiratórias é frequentemente usada para pacientes com apneia obstrutiva do sono, enquanto a BiPAP pode ser usada para aqueles com síndrome de hipoventilação concomitante com obesidade ou para ventilação crônica em pacientes com doenças neuromusculares ou doenças da parece torácica.

CONFIGURAÇÕES DO RESPIRADOR

As configurações do respirador são ajustadas para a doença subjacente, mas os princípios básicos são descritos a seguir;

O volume corrente e a frequência respiratória estabelecem a ventilação minuto. Um volume demasiadamente alto cria o risco de superinflação; um volume demasiadamente baixo permite atelectasia. Uma frequência demasiadamente elevada cria o risco de hiperventilação e alcalose respiratória, juntamente com tempo de expiração inadequado e auto-PEEP; uma frequência demasiadamente baixa cria o risco de ventilação minuto inadequada e acidose respiratória. Um baixo volume corrente de 6 a 8 mL/kg do peso corporal ideal (PCI) foi inicialmente recomendado para pacientes com síndrome do desconforto respiratório agudo (SDRA — ver barra lateral Manejo inicial do respirador na SDRA); no entanto, esse baixo volume corrente geralmente também é apropriado em alguns pacientes que têm mecânica pulmonar normal, como aqueles que estão em ventilação mecânica durante uma cirurgia.

Em outros pacientes (p. ex., aqueles com trauma, obnubilação, acidose grave) pode-se iniciar com um volume corrente ligeiramente maior (p. ex., 8 a 10 mL/kg). Usa-se o PCI em vez do peso corporal real para determinar o volume corrente adequado para pacientes com doença pulmonar e aqueles que estão recebendo ventilação mecânica:

A sensibilidade ajusta o nível da pressão negativa necessária para ativar o respirador. Uma configuração típica é –2 cm de H_2O. Uma configuração muito alta (p. ex., mais negativa do que –2 cm de H_2O) faz com que pacientes fracos não consigam desencadear uma respiração. Uma configuração muito baixa (p. ex., menos negativa do que –2 cm de H_2O) pode levar à hiperventilação causando funcionamento automático da máquina. Pacientes com níveis elevados de auto-PEEP (p. ex., aqueles com DPOC, asma) podem ter dificuldade de inalar com profundidade suficiente para alcançar uma pressão suficientemente negativa no interior das vias respiratórias.

A relação entre o tempo I:E (inspiratório:expiratório) é a razão entre o tempo gasto na inspiração versus o tempo gasto na expiração. Pode-se ajustar a razão I:E em alguns modos de ventilação. Uma configuração normal para pacientes com mecânica normal é 1:3. Pacientes com exacerbações de asma brônquica ou DPOC (doença pulmonar obstrutiva crônica) devem ter relações de 1:4, ou mesmo maiores, para limitar o grau de auto-PEEP.

A taxa de fluxo inspiratório pode ser ajustada em alguns modos de ventilação (a taxa de fluxo ou a proporção I/E pode ser ajustada, não as duas). O fluxo inspiratório deve, geralmente, ser ajustado em torno de 60 L/min, mas pode ser aumentado até 120 L/min para pacientes com limitação do fluxo de ar, para facilitar mais tempo de expiração, limitando assim a auto-PEEP.

Inicialmente define-se uma FIO_2 (fração de oxigênio inspirado) de 1,0 (100% de oxigênio) e, subsequentemente, esse valor é reduzido até o menor nível necessário para manter uma oxigenação adequada. A PEEP pode ser aplicada em qualquer modo do respirador; a PEEP aumenta o volume pulmonar expiratório final e reduz o fechamento dos espaços aéreos no fim da expiração. A maioria dos pacientes submetidos à ventilação mecânica pode se beneficiar da aplicação de PEEP a 5 cm H_2O para limitar a atelectasia que frequentemente acompanha entubação endotraqueal, sedação, paralisia e/ou posição supina. Níveis mais altos de PEEP melhoram a oxigenação em distúrbios como edema pulmonar cardiogênico e SARA.

A PEEP permite usar níveis mais baixos de fração inspirada de oxigênio (FIO_2) enquanto preserva a oxigenação arterial. Esse efeito pode ser importante para limitar a lesão pulmonar que pode resultar de exposição prolongada a uma FIO_2 elevada ($\geq 0,6$). Entretanto, se a PEEP aumentar a pressão intratorácica e se pressão muito alta impedir o retorno venoso, provocando hipotensão em um paciente hipovolêmico, pode reduzir a pós-carga do ventrículo esquerdo e pode hiperdistender partes do pulmão, causando assim lesão pulmonar associada à ventilação mecânica (LPAV).

Em contraste, se a PEEP é demasiadamente baixa, pode resultar em abertura e fechamento cíclicos dos espaços aéreos, o que, por sua vez, pode causar LPAV decorrente das forças de cisalhamento repetitivas resultantes. É importante ter em mente que a curva pressão-volume varia em diferentes regiões do pulmão. Essa variação significa que, para uma dada PEEP, o aumento no volume será menor para as regiões dependentes, em comparação com as regiões não dependentes do pulmão.

SEDAÇÃO E CONFORTO

Embora muitos pacientes tolerem ventilação mecânica por meio de tubo endotraqueal sem sedativos, alguns necessitam de administração intravenosa de sedativos (p. ex., propofol, lorazepam, midazolam) e analgésicos (p. ex., morfina, fenta-nila), para minimizar o estresse e a ansiedade. Esses fármacos podem também reduzir em parte o gasto de energia e, conse-quentemente, a produção de dióxido de carbono e o consumo de oxigênio.

Deve-se titular as doses de acordo com o efeito desejado, orientadas por sistemas de classificação padrão de sedação/analgesia.

Quando um paciente é sedado, o mesmo encontra-se em um estado de depressão do nível de consciência, induzido por fármacos, com perda total ou parcial da responsividade aos es-tímulos externos. Todo esse processo ocorrerá de acordo com as doses administradas.

A sedação contínua e de extrema importância, para;

- Estabelece uma sincronia segura e eficaz do ventilador mecânico com o paciente;
- Segurança ao paciente e a equipe multidisciplinar; para que não ocorra uma extubação acidental;
- Promove um maior descanso da musculatura respiratória.

Podemos citar como exemplos; Escala de Ramsay; (figura 1), é um método de avaliação do nível de sedação; seu escore baseia-se em critérios clínicos para classificar o nível de sedação, seguindo a numeração de 1 a 6 para graduar a ansiedade e/ou agitação.

O escore baseia-se em critérios clínicos para classificar o nível de sedação, seguindo a numeração de 1 a 6 para graduar a ansiedade e/ou agitação; e a outra escala muito usada é a Escala de Agitação-Sedação de Richmond, (figura 2).

É a escala que mede o nível de sedação ou agitação (embora, na prática seja mais comum analisar o nível de sedação) do paciente internado, com graduações entre +4 e -5. Escore +4: Combativo. E a escala de Glasgow (figura 3), também muito utilizada; mas somente para pacientes sem sedação.

Figura 1. RAMSAY

PONTOS	CARACTERÍSTICA
6	PACIENTE DORMINDO SEM REPOSTA
5	PACIENTE DORMINDO E RESPONDE A ESTÍMULOS
4	PACIENTE DORMINDO, RESPOSTA RÁPIDA A ESTÍMULOS
3	PACIENTE RESPONDE AO COMANDO VERBAL
2	PACIENTE COLABORATIVO, ORIENTADO E TRANQUILO
1	PACIENTE ANSIOSO, AGITADO E INQUIETO

Fonte: adaptação dos próprios autores, 2023

Figura 2. Escala de agitação-sedação de Richmond (RASS)

PONTOS	CLASSIFICAÇÃO	DESCRIÇÃO
+4	AGRESSIVO	VIOLENTO
+3	MUITO AGITADO	RESISTENTE E INQUIETO
+2	AGITADO	MOVIMENTOS NÃO INTENCIONAIS
+1	INQUIETO	NÃO AGRESSIVO
0	ALERTA E CALMO	
-1	TORPOROSO	OLHOS ABERTOS, PORÉM, BAIXA ATENÇÃO
-2	LEVEMENTE SEDADO	ACORDA RAPIDAMENTE
-3	MODERADAMENTE SEDADO	OLHAR DISPERSO
-4	PROFUNDAMENTE SEDADO	SEM RESPOSTA VERBAL (MOVIMENTOS PRESERVADOS)
-5	CCMA	SEM RESPOSTAS

Fonte: adaptação dos próprios autores, 2023

Figura 3: Esta escala Grau de lesão de acordo com a pontuação: Entre 13 e 15 – LEVE; Entre 9 e 12 – MODERADA; Entre 3 e 8 – GRAVE; Menor que 3 – COMA

Escala de Glasgow		
Resposta Ocular	Resposta Verbal	Resposta Motora
Espontânea - 4	Orientado - 5	Responde ao comando - 6
Comando verbal - 3	Confusão - 4	Localiza o membro - 5
Dor - 2	Palavras desconexas - 3	Flexão - 4
Sem reposta - 1	Sons sem sentidos - 2	Flexão anormal - 3
	Sem som - 1	Extensão anormal - 2
		Ausente - 1
Total	Mínimo - 3	Máximo - 15

Fonte: adaptação dos próprios autores, 2023

Pacientes submetidos a ventilação mecânica para SDRA requerem, tipicamente, maiores níveis de sedação e analgesia. O uso de propofol durante mais de 24 a 48 hs exige o monitoramento periódico dos níveis séricos de triglicérides. Há evidências de que sedação IV administrada continuamente prolonça a duração da ventilação mecânica. Assim, o objetivo é alcançar uma sedação adequada, mas não excessiva, o que pode ser conseguido por meio de sedação contínua com interrupção diária ou de infusões intermitentes.

Bloqueadores neuromusculares não são rotineiramente usados em pacientes submetidos a ventilação mecânica devido ao risco de fraqueza neuromuscular prolongada e à necessidade de forte sedação contínua; porém, um estudo mostrou uma menor taxa de mortalidade em 90 dias em pacientes com Síndrome do desconforto respiratório agudo (SDRA) precoce e grave que receberam 48 hs de bloqueio neuromuscular (1). Infelizmente, esses achados não foram replicados em um estudo de seguimento mais amplo que analisou o bloqueio neuromuscular precoce na SDRA em comparação à sedação mais leve sem bloqueio neuromuscular.

Portanto, a paralisia rotineira para a SDRA grave não é recomendada. Exceções daqueles que podem se beneficiar do bloqueio neuromuscular incluem pacientes que não toleram alguns dos modos mais sofisticados e complicados de ventilação mecânica e para prevenir calafrios quando resfriamento é utilizado após parada cardíaca.

COMPLICAÇÕES DA VENTILAÇÃO MECÂNICA

Pode-se dividir as complicações da ventilação mecânica naquelas resultantes de Intubação endotraqueal:

Própria Ventilação Mecânica

Imobilidade prolongada e incapacidade de se alimentar normalmente; a presença de um tubo endotraqueal causa risco de sinusite (raramente de importância clínica), pneumonia associada ao respirador, estenose de traqueia, lesão de pregas vocais e, muito raramente, fístula traqueoesofágica ou traqueovascular. Aspirado traqueal purulento em paciente febril com contagem de leucócitos elevada > 48 hs após o início da ventilação sugere pneumonia associada ao respirador.

As complicações da ventilação mecânica contínua em si são pneumotórax e pneumatoceles, toxicidade por oxigênio, hipotensão arterial e lesão pulmonar associada à ventilação mecânica.

Toxicidade por oxigênio refere-se a alterações inflamatórias, infiltração alveolar e, com o tempo, fibrose pulmonar que pode se desenvolver após exposição prolongada à FIO_2 elevada (p. ex., > 0,6). A toxicidade é dependente da concentração e do tempo. Deve-se evitar uma FIO_2 > 0,6, a menos que necessário para a sobrevida. Uma FIO_2 < 0,6 é bem tolerada por longos períodos.

Lesão pulmonar associada à ventilação mecânica (LPAV), às vezes denominada lesão pulmonar induzida por respirador, é uma lesão alveolar/vias respiratórias de pequeno calibre relacionada com a ventilação mecânica.

Possíveis mecanismos incluem sobredistensão alveolar (volutrauma) e as forças de cisalhamento criadas pela abertura repetitiva e colapso dos alvéolos (atelectotrauma), levando à liberação de mediadores inflamatórios resultando em maior permeabilidade alveolar, acúmulo de líquidos e perda de surfactante.

Se hipotensão aguda se desenvolve em paciente sob ventilação mecânica, particularmente quando acompanhada por taquicardia e/ou aumento súbito da pressão inspiratória de pico, pneumotórax hipertensivo precisa sempre ser considerado; pacientes com tais achados devem passar imediatamente por

VISÃO GERAL DE VENTILAÇÃO MECÂNICA **147**

exame de tórax e radiografia de tórax (ou tratamento imediato se o exame for confirmatório). Mais comumente, porém, a hipotensão é resultado de lise simpática causada por sedativos ou opioides usados para facilitar a intubação e a ventilação.

Hipotensão também pode ser provocada por retorno venoso diminuído causado por pressão intratorácica elevada em pacientes que recebem altos níveis de PEEP, ou naqueles com altos níveis de PEEP intrínseca decorrente de asma ou doença pulmonar obstrutiva crônica.

Na ausência de achados físicos sugestivos de pneumotórax hipertensivo e causas de hipotensão relacionadas à ventilação são uma etiologia possível, até a obtenção de uma radiografia de tórax portátil o paciente pode ser desconectado do respirador e receber ventilação com bolsa manual suavemente à taxa de 2 a 3 respirações/min com 100% de oxigênio durante infusão de líquidos (p. ex., 500 a 1.000 mL de soro fisiológico a 0,9% em adultos, 20 mL/kg em crianças). Uma melhora imediata sugere causa relacionada à ventilação, devendo as configurações do respirador ser ajustadas adequadamente. Imobilidade relativa aumenta o risco de doença tromboembólica venosa (p. ex., trombose venosa profunda, embolia pulmonar), decomposição cutânea e atelectasia.

A maioria dos hospitais possui protocolos padronizados para redução das complicações. Elevação da cabeceira do leito em mais de 30° diminui o risco de pneumonia associada ao respirador, e virar rotineiramente o paciente a cada 2 hs diminui o risco de decomposição cutânea (ver Prevenção das úlceras por pressão). Todos os pacientes recebendo ventilação mecânica devem receber profilaxia para trombose venosa profunda: heparina 5.000 unidades por via subcutânea 2 vezes ao dia a 3 vezes ao dia, ou heparina de baixo peso molecular; se a heparina for contraindicada, dispositivos de compressão sequencial ou fondaparinux.

Para prevenir sangramento gastrintestinal, os pacientes devem receber um bloqueador de histamina-2 (p. ex., famotidina 20 mg, por via enteral ou IV duas vezes ao dia) ou sucralfato (1 g por via enteral 4 vezes ao dia). Inibidores da bomba de prótons devem ser reservados para pacientes com indicação preexistente ou sangramento ativo. Avaliações nutricionais de rotina são obrigatórias, e alimentação por sonda enteral deve ser iniciada se houver previsão de ventilação mecânica permanente.

A maneira mais eficaz de reduzir as complicações da ventilação mecânica é limitar a sua duração. "Férias de sedação" diárias e testes de respiração espontânea ajudam a determinar o ponto mais precoce em que o paciente pode ser liberado do apoio mecânico.

RETIRADA DA VENTILAÇÃO MECÂNICA

A descontinuação do suporte ventilatório é mais bem atingida não pela redução gradual do nível de suporte ventilatório ("desmame"), mas pela sistemática identificação e eliminação dos precipitantes da insuficiência respiratória.

Depois que os precipitantes da insuficiência respiratória foram eliminados, o respirador não é mais necessário. Todavia, se precipitantes ainda estão presentes ou a recuperação é incompleta, a redução do suporte ventilatório necessário tem maior probabilidade de retardar a recuperação. Está claro que testes diários de respiração espontânea em um bocal em T reduzem a duração da ventilação mecânica em comparação com a redução gradual da frequência respiratória usando-se ventilação mandatória intermitente sincronizada (VMIS).

Além disso, um ensaio clínico comparando um estudo clínico "mais exigente" de 2 horas usando tubo T com um ensaio de suporte de pressão "menos exigente" de 30 minutos demonstrou taxas maiores de extubação bem-sucedida com ventilação com suporte de pressão sem risco aumentado de reintubação.

Quando o paciente não está mais em choque e apresenta uma saturação arterial adequada de oxigênio (FIO_2) $\leq$ 0,5 com

VISÃO GERAL DE VENTILAÇÃO MECÂNICA   **149**

PEEP $\leq$ 7,5 cm H_2O, e não tem uma carga respiratória obviamente insustentável (p. ex., ventilação minuto > 20 L/min), realiza-se um teste diário de respiração espontânea usando um bocal em T ou CPAP de 5 cm H_2O.

Geralmente, pacientes capazes de sustentar a respiração espontânea respiram de maneira lenta e profunda, em vez de rápida e superficial. Essa observação foi formalizada como o índice de respiração superficial rápida (RSR), determinado dividindo-se a frequência respiratória não assistida do paciente (em respirações/min) pelo volume corrente (em litros). Um valor < 105 sugere que a respiração espontânea tem probabilidade de sucesso, embora uma única medição isolada não possa predizer com perfeição o sucesso.

Recentemente, a decisão de retirar o tubo de um paciente após um teste de respiração espontânea se afastou do uso do índice RSR e se apoiou mais na avaliação clínica durante a realização do teste, suplementada por mensuração de gasometria arterial. Pacientes com bom desempenho em um breve teste de respiração espontânea durante 1 a 2 hs e com GSA favorável são bons candidatos à retirada do tubo.

A decisão de retirar o tubo é distinta da decisão de suspender o suporte ventilatório e exige avaliação do estado mental do paciente e dos reflexos de proteção das vias respiratórias, bem como da potência dessas vias.

Sedativos e opioides podem prolongar a ventilação mecânica. Essas drogas podem se acumular e causar sedação prolongada, frustrando as tentativas de efetuar testes de respiração espontânea, até mesmo quando a causa da insuficiência respiratória já foi corrigida. O nível de sedação deve ser continuamente avaliado, e a remoção progressiva dos sedativos deve ser iniciada o mais rapidamente possível.

Protocolos formais podem ser utilizados, ou interrupção simples diária pode ser executada. A infusão é interrompida até que o paciente esteja acordado e atendendo a comandos ou necessite de ressedação para agitação, descoordenação com o respirador ou outros distúrbios fisiológicos. Se ainda necessária, a sedação é reiniciada com metade da dose anterior e titulada conforme necessário.

METAS DE VENTILAÇÃO PARA O DESMAME COM SUCESSO

- Volume corrente ≤ 8ml/kg em modo volume ou pressão controlada (VCV ou PCV), em paciente com complacência > 40, devido ao conceito de padrão de distúrbio V/Q, vascular maior quando comparado ao ventilatório. Para pacientes com complacência reduzida < 40, pode-se lançar mão de uma estratégia mais segura a "hipercapnia permissiva", em que, as metas de volume corrente de até 6 ml/kg e frequência ventilatória, mantenham o pH >7,2.
- Pressão de platô menor que 30 cmH_2O, com pressão de distensão ou *"driving pressure"* (Pressão de platô menos a PEEP) menor que 15 cmH_2O.
- SpO2 entre 90-95%, com FIO_2 < 60% manter menor PEEP eficiente (em casos de necessidade de FIO_2 acima de 60%, utilizar tabela PEEP/FIO_2.
- Frequência respiratória entre 20 e 35 respirações por minuto para manter ETCO2 entre 30 e 45 e/ou $PaCO_2$ entre 35 e 50mmHg.
- Posição prona por no mínimo 16 horas associada à VM nos casos de PaO2/FIO_2 menores que 150, com PEEP adequada pela tabela PEEP/FIO_2.
- Decúbito supino após reversão de prona, deverá obter PaO_2/FIO_2 >150, do contrário, retomar posição prona.
- Complacência estática pós posição prona, utilizar Volume Corrente de até 8ml/kg de peso predito.
- ECMO (Oxigenação por membrana extracorporal) veno-venosa ou venoarterial nos casos de hipoxemia refratária com PaO_2/FIO_2 < 80 por 3 horas e / ou <100 por 6 horas.

VISÃO GERAL DE VENTILAÇÃO MECÂNICA

Deve-se indicar ECMO (terapia de Oxigenação por Membrana Extracorpórea) a pacientes jovens, com hipoxemia refratária, para reduzir a pressão do ventilador e melhorar o pulmão colocando-o em *by-pass* (modo de descanso).

DIÁRIO DE ATENDIMENTO DOS ALUNOS DO 10º SEMESTRE EM FISIOTERAPIA HOSPITALAR

Relato 1. Bom a minha experiência na UTI ela foi única, que vou guardar comigo para sempre, a princípio eu não queria ir para o hospital eu tinha receio, tinha medo de ir para o hospital Justamente na UTI, pois acreditava ser uma área que eu não ia gostar, que não iria atuar, pois, como gosto muito de ortopedia achei que não haveria espaço para outra experiência. Mas a pedido dos amigos de classe e trabalho eu fiz esse esforço e tirei férias para concluir esse estágio. Logo no primeiro dia foi muito tenso, o clima da UTI é muito pesado, nunca estive em uma UTI, chegando lá aquela imagem me impressionou bastante, vários leitos com pacientes intubados com diagnóstico de intoxicação exógena, acidentes, ave etc.

Posso dizer, que é bastante impactante à primeira vista, aquilo me gerou certo medo e receio de continuar ali, ao passar dos dias com ajuda do professor Rodrigo e também dos amigos do estágio são eles: Victor, Juliana, Joyce e Helen conseguimos fazer um bom trabalho como: mobilização passiva, ausculta pulmonar, manobras de higiene brônquica, aspiração orotraqueal entre outros. Aprendemos sobre cada paciente e começamos a colocar em prática tudo aquilo que aprendemos na primeira semana, mas sempre com muita cautela e receio ainda. Na segunda semana já tínhamos uma certa prática com o paciente, já conseguimos ficar sozinho com o paciente claro sempre com professor por perto, mas ainda não entrava na minha cabeça a ideia de atuar na UTI no hospital, acredito por ser uma área de risco e de grande responsabilidade. Na terceira, quarta e última semana eu já tinha mais prática e mais domínio com o paciente, e vi que aquele medo e aquele receio já tinham passado e meu pensamento mudou totalmente sobre aquela visão que eu tinha logo no início sobre fisioterapia na UTI e já despertava em mim a vontade de atuar na área e se aprofundar nessa nova experiência. Aluna J.H.S.

Relato 2. Durante o estágio na UTI, estávamos no meio da pandemia, e isso nos fez nos preparar bastante para os atendimentos, e as precauções contra o vírus, modos de atender e a melhor forma para um atendimento de sucesso, o uso constante de equipamentos de proteção individual; máscara, luva, touca, pro pé, avental descartável, álcool em gel, lavagem das mãos limpeza do estetoscópio e outros cuidados possíveis. Atuamos também com muitos pacientes internados por politraumatismo, insuficiência cardíaca e outros que também exigem uma atenção em questão de pulmão comprometido como a COVID-19.

"Agradeço aos professores Rodrigo e Tati, amigos e todos aqueles que me apoiaram nessa grande experiência que jamais os esquecerei." Autor V.S.A.

Relato 3. Na UTI tive uma experiência bem desafiadora... Ao chegar no plantão "estágio", efetua-se uma leitura do prontuário de cada paciente, com internação no setor da UTI;

Quando identificado os pacientes que estão entubados no ventilador mecânico, efetuando o exame clínico físico, realizando a ausculta pulmonar; em seguida realiza-se a mobilização precoce "em UTI é a execução imediata e enfática da cinesioterapia em indivíduos que se encontram em estado crítico nas UTIs e em pacientes submetidos à ventilação mecânica invasiva".

Após todas as mobilizações, a drenagem postural, a vibração e a percussão torácica são realizadas. Havendo necessidade conforme exame clínico é efetuado a aspiração e mobilização da secreção "somente deverá ser realizada quando necessária, isto é, quando houver sinais sugestivos da presença de secreção nas vias aéreas".

Os sistemas de aspiração aberto e fechado são igualmente eficazes na remoção de secreções. No entanto, o sistema fechado determina menor risco de hipoxemia, arritmias e de contaminação e deve ser preferido, principalmente em situações nas quais são usados valores de PEEP elevados, como na lesão pulmonar aguda.

Desta forma efetua-se a anotações no prontuário dos pacientes, passando assim o plantão para a próxima equipe que deverá verificar os prontuários iniciando o ciclo novamente.

Tive bastante aprendizado e agradeço ao professor Rodrigo por tanta dedicação e conhecimento. Uma frase que jamais vou esquecer que ele dizia a nós: "Trate seus pacientes como membros da sua família, eles têm pai, mãe, filhos, irmãos e são amados; os trate como você gostaria de ser tratado."

As duas primeiras semanas de estágio no hospital, foi de adaptação, não estava gostando muito para ser sincera por não conseguir lidar com tantas altas celestiais (a forma carinhosa e respeitosa que meu professor Rodrigo se referia aos óbitos inevitáveis diante da COVID-19) nunca tinha tido esse contato, chegava em casa e ficava muito pensativa, conversava muito com a minha mãe aquele momento era meu refúgio, e conseguia se sentir um pouco melhor, tinha dias que queria chorar, teve pacientes que mexeu muito comigo por serem da minha idade, por lembrar algum familiar.

Porém ao decorrer das próximas semanas consegui me adaptar melhor, comecei a entender que se caso o paciente partir, ou seja, ter a alta celestial, aquele era o momento que Deus determinou, e assim passei a entender, e cada dia se apaixonar mais pela área, mais não foi fácil chegar esse momento de aceitação foi muito frustrante, pois ao longo da graduação sempre tive vontade de seguir o caminho hospitalar e não queria desistir desse sonho.

Durante o estágio fiquei com receio sim de contaminação até mesmo por conta dos meus familiares, mais graças a Deus nada disso aconteceu, e tivemos todo o suporte necessário de EPIs fornecidos pela própria universidade.

E também não posso deixar de citar, o nosso preceptor de estágio Rodrigo que foi incrível conosco, e que teve total paciência, para nos ensinar da melhor maneira possível, um ser humano de um coração incrível, super inteligente e humano conosco e com os pacientes, sem dúvida, e que mesmo passando por um momento delicado na sua vida pessoal (seu pai estava se tratando de um câncer de pâncreas); mas ele nunca tirou o sorriso do rosto, não nos deixou desamparados, sem dúvida isso ficará gravado em meu coração e em minha memória, e claro para finalizar não poderia deixar também de dizer algumas palavras a você professora Tatiana obrigada por todo ensinamento e por fazer eu me apaixonar ainda mais por essa área, que sei que não é fácil, mas com todo amor, dedicação, aperfeiçoamento e estudo vou conseguir ser um excelente profissional assim como você nos ensinou a ser grato por tudo. Autor J.A.G.

Relato 4. Participar do estágio Hospitalar foi uma experiência única na minha vida. Neste ambiente podemos ter a dimensão da importância da nossa profissão na vida dos pacientes, tanto para que eles tivessem uma melhora significativa a ponto de ter alta, quanto para lhes proporcionar uma morte com dignidade.

O começo foi um pouco difícil, pois por não ter tanta afinidade com a área eu não me sentia preparado para estar naquele ambiente e realizar as técnicas e procedimentos necessários. Mas tive ajuda do professor Rodrigo, que me deu confiança para tirar minhas dúvidas e realizar os atendimentos. Esse período na UTI foi importante para refletir sobre a importância dos profissionais da área da saúde principalmente em tempos de pandemia, onde tivemos falta de leitos, profissionais sobrecarregados e que mesmo assim fizeram diferença nesse período caótico que ainda estamos vivendo.

Também foi muito bacana estar acompanhando o entusiasmo das minhas colegas que desejam seguir na área hospitalar, porque me inspiraram a me dedicar sempre em cada atendimento.

Com toda certeza essa experiência me ajudou muito a ser um fisioterapeuta e uma pessoa melhor. Em relação à COVID-19, confesso que fui muito bem instruído e orientado com toda segurança dentro da vivência hospitalar, pois no período que permanecemos lá a pandemia já estava bem controlada dentro do Estado, não teve nenhum caso de paciente infectado com o vírus. Vimos outras patologias que levam a um paciente ir par UTI como politraumas, IAM, AVC, ICC etc. E dentro dessas patologias, os acometimentos respiratórios como atelectasia, derrame pleural, pneumotórax e hemotórax. Presenciamos pacientes sendo intubados, fizemos aspirações, mobilizações passivas e ativas, troca de guedel, filtro etc. O que ficou faltando foi um pouco de teoria / prática sobre ventilação mecânica.

Com certeza o que mais aprendi durante esses dias no hospital foi ser, de fato, humano com o próximo. Olhar para o paciente e pensar que poderia ser seu familiar, ou você mesmo; palavras do meu professor Rodrigo, quando ele menciona o zelo e cuidado com os pacientes. E ao tocar essa pessoa, ter esse cuidado e carinho, porque não importa o que ele fez, ou porque ele está ali. Ele está ali e pronto. Temos que cuidar da melhor forma possível, é o momento mais frágil daquela pessoa, é o momento onde ele está totalmente dependente para todas as suas necessidades. Foi uma das experiências mais marcantes que já tive e com certeza vou levar para minha vida! Autor M.C.S.

Relato 5. Dentro de uma Unidade de Terapia intensiva (UTI) vivenciei na prática a destreza, o conhecimento que o fisioterapeuta precisa dominar, pois um erro pode ser fatal e na UTI não tem espaço para dúvidas ou erros, pois cada segundo de tempo é fundamental.

As literaturas norteiam as realidades que ouvimos na teoria para que não tenhamos dúvidas na prática, pois os protocolos são baseados em fatos reais cientificamente comprovados que nos garante tomadas de decisões, durante o período de estágio pude atender vários pacientes que estavam entubados com patologias diferentes e com eles pude realizar mobilizações articulares passiva, aspirei, troquei filtro, alterei parâmetros no respirador e percebi que a prática me leva a perfeição e o domínio, neste período a nossa equipe de estágio teve o privilégio de observar uma mini cirurgia de Traqueostomia que é um procedimento cirúrgico, realizado pelo médico na região da traqueia com o objetivo de facilitar a chegada de ar até os pulmões. Neste caminho ocorre a inserção de uma cânula, chamada "cânula de traqueostomia", que pode ser de plástico ou metal, por onde o ar irá passar sem dificuldades. O preceptor professor Rodrigo foi extremamente competente para nos conduzir de forma profissional, transmitindo segurança e confiança nos alunos que ali estavam, a professora Tatiana também, que nos ensinou a parte teórica.

Nos anos de 2020 a 2022 os fisioterapeutas nunca foram tão valorizados e requisitados principalmente em UTI dos hospitais, clinicas e em hospitais de campanhas para atendimento em massa no momento em que a saúde estava enfrentando um caos e em alguns lugares chegando até o colapso devido à pandemia de COVID-19. Foi um período em que alguns fisioterapeutas se destacaram inventando respiradores e outros métodos para garantir a vida aos cidadãos e na minha oportunidade de vivenciar como estagiário de fisioterapia dentro de uma UTI senti a adrenalina da grande responsabilidade. Autor P.D.P.

Relato 6. A experiência na unidade de terapia intensiva me forneceu uma visão completa do trabalho do fisioterapeuta no âmbito hospitalar, o atendimento beira leito propôs aplicação de VNI e modos ventilatórios de VMI e mudança de parâmetros, análise de gasometrias e correção das mesmas, técnicas de higiene brônquica e mobilizadoras, mobilização de MMSS e MMII.

Realizei constante auscultas pulmonares e condutas de aspiração de COT, VAS, Cavidade oral, troca de filtro e instalação de *trach care*, e no terceiro dia de estágio tive a oportunidade de auxiliar em uma traqueostomia, na qual o procedimento ocorreu bem, e logo após a colocação da cânula realizei a remoção de um coágulo e aspiração da cânula.

Treinei muita passagem de plantão para os profissionais de fisioterapia do próprio hospital. Observei técnicas dos profissionais e condutas quais deveriam ser tomadas, técnicas e manejos.

No geral o estágio hospitalar me forneceu uma grande experiência e ensinamentos para a futura atuação profissional; e percebi que o profissional fisioterapeuta é essencial na ventilação mecânica do paciente. Autora N.F.B.

PROJETO PEDAGÓGICO DO CURSO DE FISIOTERAPIA

O projeto pedagógico é um documento que descreve como o curso deve acontecer, exigindo uma organização didático-pedagógica, direcionando a gestão e as atividades do aluno para sua formação, a implantação do curso de Fisioterapia justifica-se devido a necessidade da formação de profissionais para o atendimento de uma comunidade. As condições de saúde de uma determinada região apontam para a necessidade de ações voltadas a comunidade.

Desenvolver as potencialidades do ser humano por meio da educação humanística, da produção e da divulgação científica, artística e filosófica. As disciplinas propostas nos diferentes anos seguem uma sequência lógica e todas elas estão interligadas, iniciadas com a introdução de conhecimentos básicos, que vão se complementando de forma gradativa. Em seguida, também interligando os conhecimentos previamente adquiridos, vão sendo introduzidas as práticas, que procuram focar a aplicação dos conhecimentos no âmbito profissional. Por fim, utilizando todo o respaldo teórico-prático já adquirido, o aluno desenvolverá o estágio, que o aproxima da realidade que encontrara como profissional.

O curso objetiva desenvolver um aluno com uma abordagem integral do homem, formando um profissional generalista, humanista, crítico e reflexivo, capacitado a atuar em todos os níveis de atenção à saúde, com base no rigor científico e cultural (Art. 3º, Resol. CNE/CES 2002).

A aprendizagem é uma constante pesquisa, pois o aluno passa de uma visão sincrética ou global do problema a uma visão analítica, através da teorização, para chegar a síntese provisória que equivale à compreensão. Desta apreensão ampla e profunda da estrutura do problema e de suas consequências nascem "hipóteses de solução". Os métodos de avaliação utilizados pelos professores são amplamente discutidos na fase de planejamento, ao longo das reuniões de colegiados, a fim de garantir coerência com a pedagogia institucional.

Além das disciplinas de formação específica, o curso contém disciplinas de formação geral e humanística, tais como: Ética, Relações Humanas e Sociais; História e Fundamentos da Fisioterapia; Saúde Coletiva e Gestão em Fisioterapia. Por meio dessas disciplinas interligadas, poder-se-á aprofundar a formação geral e humanística, que propicia a proposta dos temas transversais, como a consciência da cidadania, o respeito à natureza, à cultura e à sociedade. As disciplinas específicas, contam, em sua ampla maioria, com laboratórios para a experimentação prática de conceitos teóricos, ressaltando a importância do "aprender fazendo", reforçado pelo Trabalho de Conclusão de Curso (TCC) e Estágio Supervisionado.

Desse modo, a estrutura curricular cumpre os objetivos fundamentais do curso, bem como do Projeto Pedagógico Institucional, reforçados pelas bibliografias, trabalhos e atividades acadêmicas.

O PROFISSIONAL FISIOTERAPEUTA

O fisioterapeuta possui conhecimentos teóricos e práticos, que o torna profissional apto a atuar na área da saúde de forma multidisciplinar e interdisciplinar, nos diferentes níveis, seja na promoção, prevenção, curativo e na reabilitação. Apresentando habilidade, competência e autonomia para avaliar, diagnosticar, prescrever e tratar, de modo crítico, dinâmico e responsável, capaz de reconhecer todo o potencial do ser humano, dentro dos diferentes contextos socioculturais e clínicos.

A estrutura curricular constitui uma grade que contempla disciplinas como:

PROJETO PEDAGÓGICO DO CURSO DE FISIOTERAPIA

- Anatomia Humana,
- Ética, Relações Humanas e Sociais,
- História e Fundamentos de Fisioterapia,
- Genética,
- Saúde Coletiva e/ou saúde pública,
- Fisiologia,
- Microbiologia e Imunologia, Histologia/Embriologia,
- Neuroanatomia,
- Bioquímica,
- Avaliação Funcional,
- Patologia de Órgãos e Sistemas,
- Farmacologia,
- Cinesiologia,
- Recursos Terapêuticos Manuais,
- Fisioterapia Cardio-Pneumológica,
- Hidroterapia,
- Psicologia e Saúde Mental,
- Fisioterapia Neurofuncional,
- Fisioterapia Ortopédica e Traumatológica,
- Fisioterapia Pediátrica,
- Fisioterapia na Saúde da Mulher,
- Imaginologia,
- Fisioterapia Aplicada a Unidade de Terapia Intensiva,
- Tópicos Avançados em Fisioterapia,
- Fisioterapia Esportiva,
- Fisioterapia Gerontológica,
- Fisioterapia do Trabalho e Ergonomia,
- Fisioterapia Dermatológica e Estética,
- Fisioterapia Preventiva,
- Fisioterapia Reumatológica.

Além destas disciplinas o ideal é que o aluno pratique o que aprendeu com a teoria, em média são aproximadamente em torno de 1.000 horas de práticas supervisionadas. Totalizando em média uma carga horária total do curso de 4.500 horas (somando horas/aula mais horas de prática supervisionada).

É valido esclarecer que o nome referente às disciplinas citadas não necessariamente é exatamente este, uma vez que o projeto político pedagógico tem uma necessidade de estar sempre sendo atualizado, logo é possível que mude de universidade para universidade, mas o que vai importar é que tenham a mesma finalidade.

CONTEÚDO PROGRAMÁTICO

As ementas e programas de disciplinas estão de acordo com o projeto pedagógico do curso, a atualização e a consequente adequação das ementas e programas de cada uma das unidades de estuco que compõem o curso deverá ser realizada constantemente, de preferência anualmente, o que assegura a qualidade técnico-científica dos conteúdos e a sintonia com as exigências do mercado de trabalho. Devendo haver também uma adequaçãc/atualização da bibliografia.

O curso deve contar com professores especialistas, mestres e doutores, que além de conhecimento teórico possuam uma bagagem prática, que tragam consigo experiências profissionais que possam enriquecer e elucidar os conteúdos, permitindo um alcance maior para os alunos em absorver os conteúdos ministrados, estimulando o desenvolvimento da prática fisioterapêutica e do pensamento crítico, portanto, mantendo uma margem metodológica comum entre o corpo docente e a atividade teórica aliada à prática em laboratórios.

Para as aulas teóricas tanto quanto para as aulas práticas, o processo deve ocorrer de forma expositiva e dialogada, sendo que o aluno é estimulado a participar e refletir criticamente a respeito dos assuntos, adotando o incentivo a pesquisa, seminários e discussão de casos clínicos, criando uma perspectiva

PROJETO PEDAGÓGICO DO CURSO DE FISIOTERAPIA

pedagógica dialética na qual o diálogo entre o corpo docente e discente deve estar sempre presente.

A integralidade entre as disciplinas deve ocorrer para que os conhecimentos se cruzem e o aluno perceba, principalmente dentro da fisioterapia que o indivíduo não é um osso, um coração, um cérebro isolado e sim uma junção de vários sistemas que se integram formando uma vida, um indivíduo que se difere dos demais, logo compete ao aluno entender que as disciplinas deverão lhe dar base para tratar este individuo como um todo.

Com o avançar dos conteúdos teóricos chega o momento em que o aluno deve começar a pôr em prática o que aprendeu, neste momento inicia ao aluno a realização da Prática de Fisioterapia Supervisionada, lembrando que, obrigatoriamente este supervisor terá que ter formação específica na área que ele irá supervisionar e vínculo com a instituição de ensino superior, uma vez que esta prática que é considerada como estágio e terá avaliação podendo o aluno ser aprovado ou reprovado, objetivando assim efetuar todos os procedimentos fisioterapêuticos e, por fim, os alunos deverão promover uma síntese maior dos conteúdos ministrados durante o curso, concluindo seu curso com um trabalho, conhecido como Trabalho de Conclusão de Curso, que também prepara o aluno para ser pesquisador.

O estágio Curricular Supervisionado tem por finalidade oferecer uma vivência prática na atividade profissional, podendo ocorrer na Clínica de Fisioterapia da instituição de ensino superior e nos demais campos de estágios conveniados, com a finalidade de capacitar o aluno a avaliar, prevenir, tratar, curar e reabilitar indivíduos, com diferentes disfunções, em nível hospitalar e ambulatorial. O estágio supervisionado visa:

- Experenciar a profissão da fisioterapia;
- Conhecer e vivenciar o ambiente ambulatorial e hospitalar em diversas especialidades com a prática das rotinas diárias na prestação de serviços ao indivíduo e à comunidade;
- Atuar em equipes multidisciplinar e interdisciplinar de saúde estabelecendo uma intervenção prática com base

na integração dos conhecimentos de diferentes áreas;
- Praticar o contato com diferentes tipos de pacientes, e com tudo o que o acompanha como a problemática social e familiar;
- Enriquecer o campo para o desenvolvimento de atividades acadêmica como instrumento gerador de ensino-aprendizagem;
- Estimular o aluno ao desenvolvimento da correlação teórico-prática de forma mais abrangente e criativa;
- Gerar no aluno, a noção da colaboração profissional no processo de cura do indivíduo, o que leva a uma diminuição da necessidade de tratamento contínuo em função de diminuir os riscos de reincidências e complicações;
- Vivenciar as intervenções preventivas e curativas que valorizem as ações de promoção e acompanhamento do processo saúde/doença, inicialmente compreendendo as bases do usuário, de forma individual e em grupo;
- Desenvolver atividades, dentro da abordagem fisioterapêutica, que favoreçam o bem-estar físico, mental e a reintegração social do indivíduo.

A prática em fisioterapia supervisionada é dividida em baterias, a proposta é que os alunos realizem rodízio entre os campos de estágio, como por exemplo, a clínica da faculdade, hospitais (incluindo enfermarias, pronto atendimento e unidades de terapia intensiva), instituições de longa permanência e unidades de atenção básica.

A metodologia dos estágios deve contemplar os seguintes aspectos: a prática supervisionada; discussão de casos clínicos; aulas expositivas (práticas e teóricas) e seminários e discussão de Artigos Científicos.

A avaliação do estagiário se dá de modo continuado, levando em consideração o desempenho do mesmo durante todo o período de estágio. Ao final das baterias de estágio, cada aluno deverá entregar um relatório de aproveitamento aos supervisores responsáveis, que será entregue à Coordenação de Estágio.

TRABALHO DE CONCLUSÃO DE CURSO

A realização do Trabalho de Conclusão de Curso (TCC) é obrigatória, com o intuito de estimular a pesquisa e desenvolver o aprendizado e a compreensão dos processos desenvolvidos na pesquisa, na execução de trabalhos acadêmicos e científicos na área da saúde, com ênfase no campo profissional da Fisioterapia, como forma de produção de conhecimento.

ORGANIZAÇÃO E MANUTENÇÃO DO CURSO DE FISIOTERAPIA

O curso de fisioterapia para sua organização e manutenção deve contar com um coordenador, que desenvolva a grade curricular de forma regular e coerente, desde questões administrativas a acadêmicas, além da evolução do mercado; a organização dos documentos e a resposta às reivindicações documentais para reconhecimento e renovação de reconhecimento do curso. É atribuição do Coordenador, intermediar as reivindicações e necessidades do corpo docente, discente e administrativo-operacional junto às Pró-Reitorias e Reitoria no que se refere ao bom andamento do curso, acompanhamento o curso, desde as ações de planejamento e operacionalização das atividades pedagógicas, até as atividades de avaliação do curso, por todos nele envolvidos: professores, alunos, funcionários e direção.

Fica a cargo do coordenador com a ajuda dos professore que estão à frente do curso de fisioterapia, desenvolver semanas culturais e eventos como instrumentos importantes para o aprimoramento científico-cultural e o aluno é estimulado a participar, apresentar seus trabalhos e a ouvir profissionais de outras instituições.

Congressos, Simpósios e Cursos extracurriculares potencializam o currículo do aluno e recomenda-se ao aluno sua participação, com o objetivo não somente de enriquecer sua formação, fomentando a necessidade de atualização profissional e continuação de seus estudos. Estas atividades complementares desenvolvidas pelos alunos contribuem para o seu enriquecimento científico-cultural e valorizam outras formas de aquisição de conhecimento.

Podemos concluir como deve ser o curso de fisioterapia de um modo geral, porém existe a necessidade de se salientar que algumas especificações podem variar de universidade para universidade, principalmente no que diz respeito a carga horaria, o formato do estágio, a metodologia, mas que no final o que importa que o curso forme um profissional fisioterapeuta preparado para o mercado de trabalho.

REFERÊNCIAS

AMBROZIN, Alexandre Ricardo Pepe et al. Efeitos da higienização brônquica nas variáveis cardiorrespiratórias de pacientes em ventilação mecânica. Fisioterapia em movimento, v. 26, n. 2, pág. 251-258, 2013.

ARABI Y. M., Alhashemi J. A., TAMIM H. M., ESTEBAN A., HADDAD S. H., DAWOOD A., SHIRAWI N., ALSHIMEMERI A. A. The impact of time to tracheostomy on mechanical ventilation duration, length of stay, and mortality in intensive care unit patients. J Crit Care. 2009; 24(3):435-40.

ARANHA S. C., MATALOUN S. E., MOOCK M., RIBEIRO R. Estudo Comparativo entre Traqueostomia Precoce e Tardia em Pacientes sob Ventilação Mecânica. RBTI 2007:19:4:444-449.

ARAUJO, Thalita D. et al. Estudo teórico da composição nutricional e custos de dieta enteral artesanal no Brasil: conclusões da Força-Tarefa de Nutrição Clínica do ILSI. Rev Bras Nutr Clin 2013; 28 (2): 71-5. Disponível em: http://braspen.com.br.

Associação Brasileira de Fisioterapia Cardiorrespiratória e Fisioterapia Intensiva. Covid-19: intervenção na insuficiência respiratória aguda: indicação e uso da ventilação não-invasiva e da cânula nasal de alto fluxo, e orientações sobre manejo da ventilação mecânica. invasiva no tratamento da insuficiência respiratória aguda na Covid-19. São Paulo; 2020. Epub 2020 Mar. 19. https://assobrafir.com.br/wp-content/uploads/2020/03/ASSOBRAFIR_COVID-19_VNI.pdf.

Associação Portuguesa de Fisioterapeutas. 'O Perfil de Competências do Fisioterapeuta', Associação Portuguesa de Fisioterapeutas, 2020 Sep.; pp. 1-31. Available at: papers:// ac7c4545-42a8-4a81-82d7-5d5f85c2f6bd/Paper/p1.

AZEREDO, C. A. C. Fisioterapia respiratória moderna. São Paulo: Manole, 2002.

BARROS, Emerson Peixoto; MEJIA, Daiane Priscila Maia. A importância da ventilação mecânica invasiva e da fisioterapia respiratória intensiva em pacientes com traumatismo cranioencefálico. ARTIGO, [S. l.], p. 1-14, 2013.

BERTTINELLI, Luiz A.; WASKIEVICZ, Josemara; ERDMANN, Alacoque L. Humanização do cuidado do ambiente Hospitalar. Rev. O MUNDO DA SAÚDE – São Paulo. ano 27 v. 27 n. 2 abr./jun. 2003. Disponível em: http://bvcms.saude.gov.br.

BORGES, Daniel et al: Posição prona no tratamento da insuficiência respiratória aguda na covid-19*†. Assobrafir, v. 3, n. 1, p. 1-7.

BOUDERKA M. A., FAKHIR B., BOUAGGAD A., HMAMOUCHI B., HAMOUDI D., HARTI A. Early tracheostomy versus prolonged endotracheal intubation in severe head injury. J Trauma 2004;57:251-4.

BRITO, Natália T. G.; CARVALHO, Rachel de. A Humanização segundo pacientes oncológicos com longo período de internação. Einstein (São Paulo) 8 (2). Apr.-Jun. 2010. Disponível em: http://www.scielo.br.

CALDEIRA, Vanessa Maria H. et al. Critérios para admissão de pacientes na unidade de terapia intensiva e mortalidade. Rev. Assoc. Med. Bras. 56 (5) • 2010. Disponível em: http://www.scielo.br

CARVALHO, M. et al. ATUAÇÃO DA FISIOTERAPIA NOS SINAIS E SINTOMAS DA COVID-19 – REVISÃO DE LITERATURA, Itajubá, v. 2, n. 7, 2021. <https://doi.org/10.47820/recima21.v2i7.554>.

CARVALHO, Vitor Oliveira. A escala de Borg como ferramenta de auto-monitorização e auto-adaptação do esforço em pacientes com insuficiência cardíaca na hidroterapia e no solo: estudo randomizado. cego e controlado. 2010. Tese (Doutorado em Cardiologia) – Faculdade de Medicina, University of São Paulo, São Paulo, 2010. doi:10.11606/T.5.2010.tde-31052010-171358.

CAVENAGHI, Simone; FERREIRA, Lucas L.; MARINO, Lais H. C.; LAMARI, Neuseli M. Fisioterapia Respiratória no pré e pós-operatório de revascularização do miocárdio. Braz. J. Cardiovasc. Surg. 26 (3) • Set 2011. Disponível em: http://www.scielo.br.

COELHO, Christianne de F.; BURINI, Roberto C. Atividade física para prevenção e tratamento das doenças crônicas não transmissíveis e da incapacidade funcional. Rev. Nutr. 22 (6) • Dez 2009. Disponível em: http://www.scielo.br.

COFFITO – Conselho Federal de Fisioterapia e Terapia Ocupacional. Decreto-lei n° 938, de 13 out. de 1969. Legislação COFFITO. Disponível em: <http://www.coffito.org.br/legislaçao>. Acesso em: 11 março 2022.

REFERÊNCIAS

CUNHA, Mônica Angelim, o trabalho dos fisioterapeutas em UTI, EDUFBA, BAHIA, P. 21-51, 2020 DOI: 10.8476/9786556300122.004.

DANTAS, Camila M. et al. Influência da mobilização precoce na força muscular periférica e respiratória em pacientes críticos. Rev. bras. ter. intensiva 24 (2) • Jun. 2012. Disponível em: http://www.scielo.br.

DIAS. Fernando Suparregui et al. Monitorização hemodinâmica em unidade de terapia intensiva: uma perspectiva do Brasil. Rev Bras Ter Intensiva. 2014;26(4):360-366.

DONDORP, A. M., HAYAT, M., ARYAL, D., BEANE, A., & SCHULTZ, M. J. (2020). Respiratory Support in COVID-19 Patients, with a Focus on Resource-Limited.

DUNHAM C. M., RANSOM K. J. Assessment of early tracheostomy in trauma patients: a systematic review and meta-analysis. Am Surg. 2006; 72(3):276-81. 16.

DURBIN C. G. Tracheostomy: Why, When, and How? Respir Care. 2010; 55(8):1056-68.

EHRMANN, S.; L. I., J.; IBARRA-ESTRADA, M. et al.: Awake prone positioning for COVID-19 acute hypoxaemic respiratory failure: a randomised, controlled, multinational, open-label meta-trial. Lancet Respir Med 9(12):1387-1395, 2021. doi: 10.1016/S2213-2600(21)00356-8.

FELICIANO et al., Mobilização Precoce em UTI: Uma Revisão de Literatura. 2012. Disponível em: http://www.interfisio.com.br/mobilizacaoprecoce.

FERRARI, D. Fisioterapia intensiva: nova especialidade e modelo educacional. Disponível em: <http://www.sobrati.com.br> Acesso em: 07 maio 2022.

FERREIRA L. L., CAVENAGHI O. M. Traqueostomia precoce no desmame da ventilação mecânica. Rev Bras Clin Med. São Paulo, 2011 nov-dez;9(6):432-6.

FIGUEIREDO, Sandra, Fisioterapia respiratória na desobstrução brônquica: Técnicas de percussão/vibração vs técnicas de mobilização de fluxo. Revisão sistemática, 2015.

FISHER H. K. Hipoxemia em pacientes COVID-19: Uma hipótese. Hipóteses de Med. 2020 Out;143:110022. doi: 10.1016/j.mehy.2020.110022. Epub 2020 Jun. 22.

Fisiologia respiratória – princípios básicos. West, J. B. 9ª edição. Ed.: Artmed. 2013.

Fisioterapia para problemas respiratórios e cardíacos. Pryor, J. A. e Webber, B. A. Segunda edição. Ed.: Guanabara Koogan. 2010.

FRANÇA, E. E. T.; FERRARI, F.; FERNANDES, P.; CAVALCANTI, R.; DUARTE, A.; MARTINEZ, B. P.; AQUIM, E. E.; DAMASCENO, M. C. P. Fisioterapia em pacientes críticos adultos: recomendações do Departamento de Fisioterapia da Associação de Medicina Intensiva Brasileira. Revista Brasileira de Terapia Intensiva 2012, 24(1), 6-22. https://doi.org/10.1590/S0103-507X2012000100003.

FREITAS A., NAPIMOGA M., DONALISIO M. Análise da gravidade da pandemia de Covid-19. Epidemiol, Brasília, v. 29, n. 2, p. 1-4, 2020. doi: 1C.5123/S1679-49742020000200008.

FURTADO, M. V. C., COSTA, A. C. F., Silva, J. C., & Moraes, R. M. 2020. O papel da fisioterapia no ambiente hospitalar. Rev. Pub saúde, 4, a052. DOI: https://dx.doi.org/10.31533/pubsaude4.a052.

FURTADO, Marcos Vinicius da Conceição et al. Atuação da fisioterapia na UTI. Brazilian Journal of Health Review, Curitiba, v. 3, n. 6, p. 16335-16349, 2020. DOI:10.34119/bjhrv3n6-056.

Glasgow Coma Scale Official Site: www.glasgowcomascale.org.

GOLDENBERG D., GOLZ A., NETZER A. et al. Tracheotomy: changing indications and a review of 1130 cases. J Otolaryngol 2002;31:211-15.

GOLDWASSER R. Relator: Farias A. Participantes: FREITAS E. E., Saddy F., AMADO V., OKAMOTO V. I Consenso Brasileiro de Ventilação Mecânica – Desmame e interrupção da ventilação mecânica. J Bras Pneumol. 2007;33(Supl 2):S 128-S 136 – II.

GOLDWASSER R., FARIAS A., FREITAS E. E., SADDY F., AMADO V., OKAMOTO V. N. Desmame e Interrupção da Ventilação Mecânica. RBTI. 2007:19:3:384-392.

GOLDWASSER R., FARIAS A., FREITAS E. et al. Desmame e interrupção da ventilação mecânica. III Consenso Brasileiro de Ventilação Mecânica. Rev Bras Ter Intensiva 2007;19(3):384-92.

GOMES A. C. A., SILVA E. D. O., ALBERT D. G. M. et al. Variações da técnica da traqueostomia: uma abordagem atual. Rev Cir Traumat Buco-Maxilo-Facial, 2002;2:7-11.

REFERÊNCIAS

GRIFFITHS J., BARBER V. S., MORGAN L. et al. Systematic review and metaanalysis of studies of the timing of tracheostomy in adult patients undergoing artificial ventilation. BMJ. 2005; 28(5);330-40.

GUÉRIN, C.; REIGNIER, J.; RICHARD, J. C. et al.: Prone positioning in severe acute respiratory distress syndrome. N Engl J Med 368(23):2159–2168, 2013. doi: 10.1056/NEJMoa1214103.

GUYTON A. C.; HAL, J. E.; GUYTON, A. C. Tratado de fisiologia médica. 13ª ed. Elsevier Brasil. 2017.

HOLTZMAN R. B. – Percutaneous approach to tracheostomy. Crit Care Med, 1989;17:595.

JERRE, George et al. Fisioterapia no paciente sob ventilação mecânica. Jornal Brasileiro de Pneumologia [online]. 2007, v. 33, suppl 2, pp. 142-150.

KARTHIKA M.; AL ENEZI, F. A.; PILLAI, L. V.; ARABI, Y. M. Rapid shallow breathing index. Ann Thorac Med 11(3):167–176, 2016. doi: 10.4103/1817-1737.176876.

KING, C. S., SAHJWANI, D., BROW, A. W., FEROZ, S., CAMERO, P., OSBORN, E., DESAI, M., DJURKOVIC, S., KASARABADA, A., HINERMAN, R., LANTRY, J., SHLOBIN, O. A., AHMAD, K., KHANGOORA, V., ARYAL, S., COLLINS, A. C., SPEIR, A., & NATHAN, S. (2020). Outcomes of mechanically ventilated patients with COVID-19 associated respiratory failure. PloS one, 15(11), e0242651. https://doi.org/10.1371/journal.pone.0242651.

KOVELIS, Demetria et al. Função pulmonar e força muscular respiratória em pacientes com doença renal crônica submetidos à hemodiálise. Jornal Brasileiro de Pneumologia [online]. 2008, v. 34, n. 11, pp. 907-912.

KRISHNAN K., ELLIOT S. C., MALLICK A. The current practice of tracheostomy in the United Kingdom: a postal survey. Anaesthesia. 2005;60(4):360-4.

LOBO, D. M. L.; CAVALCANTE, L. A.; ALVERNE, D. G. B. (2010). Aplicabilidade das técnicas de bag squeezing e manobra zeep em pacientes submetidos à ventilação mecânica. Revista Brasileira de Terapia Intensiva, São Paulo, v. 22, n. 2, p. 186-191.

LOPES, Yonnara D'Angelo de Oliveira; MEJIA, Dayana Priscila Maia; Avaliação Fisioterapêutica na Unidade de Terapia Intensiva Uma Revisão Bibliográfica. ARTIGO, [S. I.], p. 1-8, 2003.

LUTOSA, Jardisy B.; OLIVEIRA, Adeno G. Efeito da terapia de reexpansão pulmonar da disfunção ventilatória em pós-operatório de cirurgia abdominal. Rev. inspirar, v. 6, n. 4, Edição 25 • julho/agosto de 2013. Disponível em: http://inspirar.com.br.

MACHADO, M. G. R. Bases da fisioterapia respiratória: terapia intensiva e reabilitação. 2ª ed. Rio de Janeiro: Guanabara Koogan, 2018.

MACHADO, Maria G. R. Bases da fisioterapia respiratória: terapia intensiva e reabilitação. Rio de Janeiro: Guanabara Koogan. 2008.

MARSICO O. S., MARSICO G. A. Traqueostomia 24 Pulmão RJ 2010;19(1-2):24-32.

MARTINEZ, Bruno et al. Indicação e uso da ventilação não-invasiva e da cânula nasal de alto fluxo, e orientações sobre manejo da ventilação mecânica invasiva no tratamento da insuficência respiratória aguda na covid-19*†. Assobrafir. [s.i].

MEIRELLES R. C., NEVES R. M., TOMITA S. História da Traqueotomia RSORL, Rio de Janeiro, v. 5, n. 1, p. 4-9, jan./abr. 2005.

MELLADO, Barbara, Ensino de ciências e biologia: a construção de conhecimentos a partir da sequência didática, 2018.

MENDES T. A. B., CAVALHEIRO L. V., AREVALO R. T., SONEGTH R. Estudo preliminar sobre a proposta de um fluxograma de decanulação em traqueostomia com atuação interdisciplinar. Departamento de Fisioterapia e Fonoaudiologia do Hospital Israelita Albert Einstein – HIAE, São Paulo (SP), Brasil. 2008; 6(1):1-6.

MENDES, F.; RANEA, P.; OLIVEIRA, A. C. T. de. (2013). Protocolo de desmame e decanulação de traqueostomia. Revista UNILUS Ensino e Pesquisa, v. 10, n. 20, jul./set.

MICHELE H., DUNHAM M., BRAUTIGAN R., CLANCY T. V., COMO J. J., EBERT J. B. et al. Practise management guidelines for timing of tracheostomy: The EAST Practise Management Guidelines Work Group. J Trauma 2009; 67(4): 870-874.

Ministério da Saúde. Portaria nº 2.338, de 3 de outubro de 2011. Disponível em: <https://bvsms.saude.gov.br/bvs/saudelegis/gm/2011/prt2338_03_10_2011.html#:~:text=%C2%A7%201%C2%BA%20Paciente%20cr%C3%ADtico%2Fgrave,cir%C3%BArgico%2C%20gineco%2Dobst%C3%A9trico%20ou%20em> Acesso: 23 de maio 2022.

REFERÊNCIAS 175

MURAKAMI, Fernanda Murata et al. Evolução funcional de pacientes graves submetidos a um protocolo de reabilitação precoce. Rev Bras Ter Intensiva. 2015;27(2):161-169.

MUSUMECI, M. et al. Recursos fisioterapêuticos utilizados em unidades de terapia intensiva para avaliação e tratamento das disfunções respiratórias de pacientes com COVID-19, v. 11, n. 1, p. 73-86, 2020. https://doi.org/10.47066/2177-9333.AC20.covid19.007.

NOZAWA, Emília et al. Perfil de fisioterapeutas brasileiros que atuam em Unidade de Terapia Intensiva. Fisioter. Pesqui. 15 (2) • 2008.

OLIAS, João et al. Cirurgia da Laringe: Atlas de técnicas cirúrgicas. Guia de Dissecção. 1ª Edição. Massamá. Círculo Médico. Maio de 2004. 204p. ISBN 972-9071-97-7.

OLIVEIRA A. B. F., Dias O. M., MELLO M. M., ARAÚJO S., DRAGOSAVAC D., Nucci A., FALCÃO A. L. E. Fatores associados à maior mortalidade e tempo de internação prolongado em uma unidade de terapia intensiva de adultos Rev Bras Ter Intensiva. 2010; 22(3):250-256.

OLIVEIRA C. D., PEIXOTO L. C., NANGINO G. O., CORREIA P. C., ISONI C. A. Aspectos epidemiológicos de pacientes traqueostomizados em unidade de terapia intensiva adulto de um hospital de referência ao Sistema Único de Saúde em Belo Horizonte. Rev Bras Ter Intensiva. 2010; 22(1):47-52.

PAI M., MCCULLOCH M., GORMAN J. D., PAI N., ENANORIA W., KENNEDY G., THARYAN P., COLFORD J. M. Jr. Systematic reviews and meta-analyses: an illustrated, step-by-step guide. Natl Med J India. 2004;17(2):86-95.

PASCHE, Dário F.; PASSOS, Eduardo; HENNINGTON, Élida A. Cinco anos da política nacional de Humanização: trajetória de uma política pública. Rev. Ciênc. saúde coletiva 16 (11). Nov. 2011. Disponível em: http://www.scielo.br.

PASINI R. L., FERNANDES Y. B., ARAÚJO S., SOARES SMTP. A Influência da Traqueostomia Precoce no Desmame Ventilatório de Pacientes com Traumatismo Craniencefálico Grave. RBTI. Vol. 19 No 2, 2007:19:2:176-181.

PASINI R. L., ROQUEJANI A. C., OLIVEIRA RARA, SOARES SMP, ARAÚJO S. Perfil das Traqueostomias na Unidade de Terapia Intensiva. RBTI. Volume 16 – Número 2 – Abril/Junho 2004.

PEREIRA, Francyelle Silva; VENEZIANO, Leonardo Squinelo Nogueira. Fisioterapia respiratória e terapia intensiva. Brazilian Journal of Health Review, Curitiba, v. 4, n. 6, p. 24540-24564, 2021. DOI:10.34119/bjhrv4n6-076.

PERFEITO J. A., MATA C. A., FORTE V. et al. Tracheostomy in the ICU: is it worthwhile? JBras Pneumol 2007;33(6):687-90.

PINHEIRO B. V., TOSTES R. O., BRUM C. I., CARVALHO E. V., PINTO S. P. S., OLIVEIRA JCA. Traqueostomia precoce versus tardia em pacientes com lesão cerebral grave. J Pneumol 2010; 36(1): 84-91.

PINHEIRO B. V., TOSTES R. O., BRUM C. I., CARVALHO E. V., PINTO S. P. S., OLIVEIRA J. C. A. Traqueostomia precoce versus traqueostomia tardia em pacientes com lesão cerebral aguda grave. J Bras Pneumol. 2010;3.

PLUMMER A. L., GRACEY D. R. Consensus conference on artificial airways in patients receiving mechanical ventilation. Chest. 1989;96(1):178 -180.

POLASTRI, M.; DANIELE, F.; TAGARIELLO, F. Assisted mobilisation in critical patients with COVID-19. Pneumology. 2021 Jan 29:S2531-0437(21)00037-4. doi: 10.1016/j.pulmoe.2021.01.004. Epub í frente da impressão. 33582124.

PONAPPA REDDY, M.; SUBRAMANIAM, A.; LIM, Z. J.; ZUBAREV, A.; AFROZ, A.; BILLAH, B. et al. Prone positioning of non-intubated patients with COVID-19 – a systematic review and meta-analysis. medRxiv 2020; 10.12.20211748. doi: https://doi.org/10.1101/202 0.10.12.20211748.

PRYOR J. P., REILLY P. M. Surgical Airway Management In The Intensive Care Unit. Critical Care Clinics 2000; 16(3)473-88.

Recursos manuais e instrumentais em fisioterapia respiratória. Britto, R. R.; Brant, T. C. S. e Parreira, V. F. Segunda edição. Ed.: Manole. 2014.

RIBEIRO, D. C.; SHIGUEMOTO, T. S. O ABC da fisioterapia respiratória. 2ª ed. São Paulo: Manole, 2015.

RIBEIRO, N. C., NETO, MAIA, I. F. M., & CHEFER, M. (2016). Análise quantitativa da melhora da função pulmonar e da força muscular respiratória entre o pré e pós-operatório de cirurgia de gastrectomia vertical por videolaparoscopia. Acta Biomedica

REFERÊNCIAS

Brasiliensia, 7(1), 21-30. Disponível em: http://pepsic.bvsalud.org/scielo.

RICZ H. M. A., FILHO F. V. M., FREITAS L. C. C., MAMEDE R. C. M. Traqueostomia. Simpósio: FUNDAMENTOS EM CLÍNICA CIRÚRGICA – 3ª Parte. Cap VII. Medicina 2011;44(1): 63-9.

ROSA, F. K. et al. (2007). Comportamento da mecânica pulmonar após a aplicação de protocolo de fisioterapia respiratória e aspiração traqueal em pacientes com ventilação mecânica invasiva. Revista Brasileira de Terapia Intensiva. 19 (2): Abril-Junho.

RUMBAK M. J., NEWTON M., TRUNCALE T., SCHWARTZ S. W., ADAMS J. W., HAZARD P. B. A prospective, randomized, study comparing early percutaneous dilational tracheotomy to prolonged translaryngeal intubation (delayed tracheotomy) in critically ill medical patients. Crit Care Med.2004;32(8):1689-1694.

SAKAE T. M., HENRIQUE B. C., PRATES M. A. S., MASCHIN J.F., SILVA R. M. Traqueostomia precoce e tardia em pacientes de uma unidade de terapia intensiva no sul do Brasil. Rev Bras Clin Med. São Paulo, 2010 nov-dez;8(6):500-4.

SAKUMA, S. A. O. Atuação do fisioterapeuta no contexto hospitalar. Disponível em: <http://www.neuropediatria.com.br > Acesso em: 03 maio 2022.

SANTOS, J. et al. Covid-19: a importância da fisioterapia durante o tratamento e recuperação pós uti, Curitiba, v. 7, n. 11, 2021. DOI:10.34117/bjdv7n11-68.

SANTOS, Julia, Fisioterapia cardiopulmonar, Editora e Distribuidora Educacional S.A., 2019.

SARMENTO; Alves, Andrea N. A importância da atuação do fisioterapeuta no ambiente hospitalar. Rede de Revistas Científicas da América Latina, Caribe, Espanha e Portugal, 2007. Ensaios e Ciência: Ciências Biológicas, Agrárias e da Saúde, vol. 16, núm. 6, 2012, pp. 173-184.

SCHOLTEN, E. L.; BEITLER, J. R.; PRISK, G. K. et al.: Treatment of ARDS with prone positioning. Chest 151:215–224, 2017. doi: 10.1016/j.chest.2016.06.032. Epub 2016 Jul 8.

Settings. The American journal of tropical medicine and hygiene, 102(6), 1191-1197. https://doi.org/10.4269/ajtmh.20-0283.

SILVA P. E., CRUZ M. C. M., SABACK L. M. P., NEVES J. L. B. Gerenciamento de situações de emergência em pacientes traqueostomizados. Rev Bras Ter Intensiva. 2009; 21(2):169-172.

SILVA, Saulo Freitas da et al. Fisioterapia durante a hemodiálise de pacientes com doença renal crônica. Brazilian Journal of Nephrology [online]. 2013, v. 35, n. 3, pp. 170-176.

Sociedade brasileira de fisioterapia respiratória e terapia intensiva (sobrafir). Atuação da fisioterapia em Unidade de Terapia Intensiva. CEFIR Online. Disponível em: <http://www.cefir.com.br/artigos/um-adulto/aplicada/94.doc.> Acesso em: 22 março 2022.

Sociedade brasileira de terapia intensiva (sobrati). Sistema Avançado de Terapia Intensiva. SOBRATI online. Disponível em: <http://www.sobrati.com.br >. Acesso em: 18 maio 2022. Disponível em: <https://www.coffito.gov.br/nsite/?p=3215> Acessado em 03/05/2022.Disponível em: <https://vidasaudavel.einstein.br/cirurgia-no-coracao/> Acessado em 16/05/2022 Disponível em: <http://www.apfisio.pt/areas_intervencao/cardiorrespiratoria/> Acessado em 03/11/2021.

SONOE, J.; PEREIRA, M.; NASCIMENTO, O. Fisioterapia Respiratória. São Paulo: Atheneu, 2011.

SUBIRA, C; HERNANDEZ, G; VAZQUEZ, A. et al.: Effect of pressure support vs T-piece ventilation strategies during spontaneous breathing trials on successful extubation among patients receiving mechanical ventilation: A randomized clinical trial. JAMA 321(22):2175-2182, 2019. doi: 10.1001/jama.2019.7234.

TARANTINO, A. B. Doenças pulmonares. 6ª ed. Rio de Janeiro: Guanabara Koogan, 2008.

TERRAGNI P. P., ANTONELLI M., FUMAGALLI R. et al.: Early vs late tracheotomy for prevention of pneumonia in mechanically ventilated adult ICU patients: A randomized controlled trial. JAMA 2010; 303:1483-1489.

The Richmond Agitation-Sedation Scale <https://www.atsjournals.org/doi/10.1164/rccm.2107138>.

TOZATO C., FERREIRA B. F. C., DALAVINA J. P., MOLINARI C. V., ALVES V. L. S. Reabilitação cardiopulmonar em pacientes pós-COVID-19: série de casos. Rev Bras Ter Intensiva. 2021;33(1):167-171. https://doi.org/10.5935/0103-507X.20210018.

REFERÊNCIAS

Tratado de Fisioterapia Hospitalar – assistência integral ao paciente. Moderno, L. F. O e colaboradores. Ed.: Atheneu. 2012.

VIANNA A., Cabral G., AZAMBUJA R., CARLETI G., BALBI T. A Brazilian survey of tracheostomies performed in the ICU. Int Care Med 2009; 36 supl 1: A207.

VIANNA A., PALAZZO R. F., ARAGON C. Traqueostomia: uma revisão atualizada. Pulmão RJ 2011;20(3):39-42.

WALTS P. A., MURTHY S. C., DECAMP M. M. Techniques of surgical tracheostomy. Clin Chest Med. 2003; 24(3):413-22.

WHITED R. E. A prospective study of laryngotracheal sequelae in long-term intubation. Laryngoscope 1984;94:367-77.